Gianni Francesetti

Grundlagen einer phänomenologisch-gestalttherapeutischen Psychopathologie

IGW-Publikationen
Hg. Institut für Integrative Gestalttherapie Würzburg (IGW)
Institut für Integrative Gestalttherapie Wien (IGWien)
Institut für Integrative Gestalttherapie Schweiz (igw Schweiz)
GestaltAkademie Südtirol

Die Reihe wird gemeinsam vom Institut für Integrative Gestalttherapie Würzburg (IGW), dem Institut für Integrative Gestalttherapie Wien (IGWien), dem Institut für Integrative Gestalttherapie Schweiz (igw Schweiz) sowie der GestaltAkademie Südtirol herausgegeben. Die Schwesterinstitute wollen damit im deutschen Sprachraum einen Beitrag leisten zum fachlichen Diskurs unter Gestalttherapeut*innen sowie bei gegebenem Thema auch mit Autor*innen, die andere Therapieansätze vertreten. Als Autor*innen treten Lehrende und Graduierte der Institute auf, aber auch weitere Kolleg*innen.

Verantwortlich für die Reihe sind:
Ursula Grillmeier-Rehder, Wien (IGWien) und
Georg Pernter (GestaltAkademie Südtirol)

Gianni Francesetti, Phänomenologischer Psychiater und Gestalttherapeut, international tätiger Gestalttherapie-Ausbildner und Supervisor; Honorarprofessor an der Universität von Turin, Co-Direktor des Internationalen Institutes für Psychopathologie und Gestalttherapie - IPSIG; Präsident des Turiner Gestalttherapie-Zentrum Poiesis. Er gründete gemeinsam mit Gestalt Studia-CZE die Turiner Schule für Psychopathologie. Vielfältige Praxis-, Lehr- und Kongress-Tätigkeit; Autor von zahlreichen Publikationen, u.a. über Depression, Angst- und Zwangsstörungen; Mitherausgeber des Handbuchs *Gestalttherapie in der klinischen Praxis* (EHP 2016), das in mehreren Sprachen vorliegt; Mitherausgeber der Reihe *Prospettive psicopatologiche e Psicoterapia della Gestalt* (Fioriti Ed).

Gianni Francesetti

Grundlagen einer phänomenologisch-gestalttherapeutischen Psychopathologie

Eine leicht verständliche Einführung

Übersetzung aus dem Italienischen von
Ursula Grillmeier-Rehder und Georg Pernter

– EHP 2022 –

www.ehp-verlag.de

Bibliografische Information der Deutschen Nationalbibliothek
Die Deutsche Nationalbibliothek verzeichnet diese Publikation in der Deutschen Nationalbibliografie; detaillierte bibliografische Daten sind im Internet über http://dnb.d-nb.de abrufbar.

Dieses Buch ist auch als E-Book erhältlich

Umschlagentwurf: Uwe Giese
– unter Verwendung eines Drucks von Dorothea Cyran-Daboul (o.T.) –

Satz: MarktTransparenz Uwe Giese, Berlin
Gedruckt in der EU

ISBN 978-3-89797-909-3 (Print)
ISBN 978-3-89797-694-8 (EPub)
ISBN 978-3-89797-695-5 (PDF)

Inhalt

Vorwort der Herausgeber*innen

Das Erscheinen der deutschsprachigen Übersetzung von »Gestalttherapie in der klinischen Praxis« (Francesetti et al. 2016) ist im deutschsprachigen Gestalttherapie-Feld auf lebhaftes Interesse an einer klinischen Diagnostik und Psychopathologie gestoßen, die sich an den in der Gestalttherapie verankerten Grundprinzipien »phänomenologisch«, »dialogisch«, »existenziell« und »feldorientiert« ausrichtet. Und die den Praktiker*innen ein Werkzeug in die Hand legt, das sie gemeinsam mit ihren Klient*innen und Patient*innen im Prozess der Therapie anwenden können, ohne Gefahr zu laufen, Menschen auf eine Zuschreibung festzulegen und dynamische Phänomene zu fixieren.

Mit dem vorliegenden Text werden der deutschsprachigen Leserschaft nun auf eine lebendige und nachvollziehbare Weise die erkenntnistheoretischen Grundlagen nahegebracht, die der Entwicklung dieser klinischen Psychopathologie zugrunde liegen.

Der entscheidende neue Blickwinkel, der diesen Zugang zur Psychopathologie beinhaltet, wendet sich von der »Behandlung von Patient*innen« hin zur feldorientierten Arbeit am »Kontakt zwischen Patient*in und Therapeut*in«. Der Kontakt stellt eine Erfahrungszone bereit, die auch den Therapeut*innen unmittelbar zugänglich ist und in deren dynamischer Entwicklung sich für alle Beteiligten eine neue Erfahrung konstituieren kann. Dieser Ansatz ist in den gestalttherapeutischen Grundlagenwerken angelegt: die Gestaltbildung als Grundeinheit der Wirklichkeitserfahrung entsteht im Kontakt in einer konkreten Situation, und die Qualität der Gestaltbildung lässt den Grad der Integration auf einer sinnlich unmittelbaren, intrinsischen, ästhetischen Ebene spürbar werden (Perls et al. 1979/2002). Durch die Integration der Kontakterfahrung in die Persönlichkeit geschieht das heilsame Wachstum.

Was in der therapeutischen Situation zwischen den Beteiligten gegenwärtig, d. h. bewusst und explizit werden kann, ist zutiefst von der Beziehungsqualität abhängig, und diese ist ständig in Bewegung und schreitet stetig voran (Stolorow et al. 1996). Daniel Stern beschreibt Veränderungsmomente in der Psychotherapie als besondere Augenblicke, in denen sich das implizite Beziehungswissen beider um eine neue, unerwartete, tiefere Dimension erweitert: etwas Neues ist möglich geworden zwischen ihnen und damit auch für jede*n von ihnen in ihrer Welterfahrung (Stern et al. 2012, 52 ff.).

Dem Kontakt- und feldbezogenen Ansatz folgend, legt Gianni Francesetti den therapeutischen Fokus und seine ganze persönliche Präsenz und Awareness auf die Erfahrung und Modulation des Kontaktes, auf das, was aufsteigen kann zwischen den beteiligten Personen, und das, was spürbar werden kann an Dimensionen, die im Zwischen bis dato noch nicht sagbar ans Licht gekommen waren.

Francesettis Ansatz fordert vom Therapeuten ein Sich-Treffen- und Betreffen-Lassen, das radikal über das hinausgeht, was wir bisher im Gestaltansatz als dialogische Berührbarkeit und authentisches Einlassen auf die Begegnung verstanden haben. Es könnte die Frage auftauchen: geht das nicht zu weit? Tauchen wir möglicherweise zu tief ein?

Gianni Francesetti beim Arbeiten zuzusehen und seiner Reflexion dieser Erfahrungen zu folgen, verneint diese Frage ganz klar. Er folgt seiner Figurbildung – während er beim Spüren und behutsamen Herantasten an die feinsten Nuancen der Erfahrung dicht am unmittelbar nachvollziehbaren Kontakt bleibt. Die Abwesenheiten, von denen er spricht, sind im Raum spürbar. Die Frage ist, ob wir uns auf deren Tiefendimension einlassen und wie wir sie nützen, statt sie abzuwehren oder beiseite zu schieben.

In dieser Einführung zeigt der Autor auf, was es bedeutet, sich als Gestalttherapeuten – virtuos und existenziell – als verkörperte, lebendige Wesen auf die »Randzonen der Erfahrung« (Fuchs 2020a) einzulassen, mit einem feinen Gespür für die Musikalität der vielfältigen Resonanzen im Feld. Im gemeinsamen Beziehungsraum gilt es, sensibel die sensorischen, emotionalen Mitbewegungen in einer radikalen existenziellen Zuwendung und dialogischen Grundbewegung zum Anderen hin wahrzunehmen und sich be-treffen zu lassen. Diese seismographische Sensitivität, stets am Erleben orientiert, ist geprägt von Resonanz, Gegenwärtigkeit und einer tiefen Humanität. Es ist ein präsentes spürendes Mitgehen, Zuhören, Mitfühlen, Gewahrwerden, ein sensomotorisches Interagieren, ein Wahr-*nehmen* oder Per-*zipieren* (vgl. Fuchs 2020b, 151) was im Feld, im Hintergrund ist, zum Vorschein kommen und wieder »ganz« werden möchte. Es scheint eine »personale Psychiatrie« (ebd., 270) durch, die sich wieder als »Beziehungsmedizin« ohne Rezepte (ebd., 272) versteht, gepaart mit einer phänomenologisch verwurzelten Gestalttherapie, die kreativ aus ihren Traditionen schöpft und gleichzeitig an aktuelles psychotherapeutisches Grundlagenwissen anknüpft, ohne den Dialog mit anderen, insbesondere relationalen Verfahren zu scheuen.

Wir danken Gianni Francesetti, dass er uns das Vertrauen geschenkt hat, seinen Text ins Deutsche zu übersetzen und herauszugeben. Und auch für die vielen inspirierenden Momente, in denen wir unmittelbar Zeugen seines Arbeitens werden durften: ganz und gar präsent, berührbar und mitschwingend, seine Wahrnehmung und Einfälle als »Boten« aus dem gemeinsamen Feld willkommen heißend und sie in den Kontakt bringend – und auf diese Weise die Möglichkeit unterstützend, dass der Kontakt seinem Ziel zustreben kann.

In unserer deutschen Ausgabe haben wir als Herausgeber die Literaturhinweise um die entsprechenden deutschsprachigen Übersetzungen ergänzt, soweit vorhanden.

Ursula Grillmeier-Rehder und Georg Pernter, Wien, Bozen 2022

Literatur

Fuchs, T. (2020a): Randzonen der Erfahrung. Beiträge zur phänomenologischen Psychopathologie. München: Karl Alber

Fuchs, T. (2020b): Verteidigung des Menschen. Grundfragen einer verkörperten Anthropologie. Berlin: Suhrkamp

Perls, F. S. / Hefferline, R. F. / Goodman, P. (1979/2002): Gestalttherapie. Grundlagen der Lebensfreude und Persönlichkeitsentfaltung. Stuttgart: Klett-Cotta

Stern, D. et al. (The Boston Change Process Study Group) (2012): Veränderungsprozesse. Ein integratives Paradigma. Frankfurt a. M.: Brandes und Apsel.

Stolorow, R. D. / Brandschaft, B. / Atwood, G. E. (1996): Psychoanalytische Behandlung. Ein intersubjektiver Ansatz. Frankfurt a. M.: Fischer

Gianni Francesetti

Einleitung zur deutschen Ausgabe

Dieser Text[1] wurde auf Wunsch einer Freundin und Kollegin, Carmen Vázquez Bandín, ursprünglich für spanischsprachige Leser geschrieben. Er ist eine kurze Einführung in die Grundlagen einer psychopathologischen Perspektive, die sich in den letzten zwanzig Jahren durch die Integration von phänomenologischer Psychopathologie und Gestaltpsychotherapie entwickelt hat. Daher auch der Name »*phänomenologisch-gestalttherapeutische Psychopathologie*«. Es handelt sich um einen Ansatz, menschliches Leiden von einem phänomenologischen und feldorientierten Ansatz aus zu verstehen. Ausgehend von diesen Grundlagen ergibt sich eine radikal relationale Lesart sowohl für die Art und Weise, wie Leiden entsteht und sich manifestiert, als auch für die Art und Weise, wie Psychotherapie wirkt.

Die Ergebnisse dieser Auseinandersetzung haben tiefgreifende Auswirkungen auf die klinische Praxis: Psychopathologie wird zum Studium der Formen von Abwesenheit, und Psychotherapie wird zur Kunst der Anwesenheit.

Diese Perspektive ist Teil einer psychotherapeutischen Strömung, die in vielen Ländern zunehmend als *die italienische Schule der Gestalttherapie* bezeichnet wird. Diese Bezeichnung ist in zweifacher Hinsicht unpassend: zum einen, weil es in der italienischen Gestalttherapie auch noch ganz andere Strömungen gibt und zum anderen, weil es viele Referenzautoren gibt, die keine Italiener sind (siehe Literaturverzeichnis). Es stimmt jedoch, dass die Ursprünge dieser psychopathologischen Perspektive in der theoretischen Ausarbeitung des Instituts für Gestalttherapie HCC (das von Margherita Spagnuolo Lobb und Giovanni Salonia von 1979 bis 2007 gemeinsam geleitet wurde und das sich dann in das Institut für Gestalttherapie HCC Italien und das Institut für Gestalttherapie HCC Kairòs geteilt hat) verwurzelt sind, und dass ein Großteil der Referenzliteratur aus dieser Schule und ihren Entwicklungen stammt. Dazu gehört auch das »IPsiG - Internationales Institut für Gestalttherapie und Psychopathologie«, aus dem zusammen mit dem »GS – Gestalt Studia« (Tschechische Republik)

---

1 Das Buch ist auf Spanisch (2019), Italienisch (2020), Portugiesisch (2021) und Englisch (2021) erhältlich und wird in Kürze auch auf Russisch und Französisch erscheinen.

die Turiner Schule für Psychopathologie hervorgegangen ist. Ein wichtiger Schritt für die Verbreitung dieser Perspektive war die Veröffentlichung von »Gestalt Therapy in Clinical Practice« (Francesetti, Gecele, Roubal 2013), die schnell übersetzt und in neun Sprachen veröffentlicht wurde (dt. Francesetti et al. 2016).

Im vorliegenden Buch möchte ich eine Einführung in dieses Konzept der Psychopathologie schreiben, um – wenn auch nur vorläufig – die Umrisse nachzuzeichnen und einige Grundlagen aufzuzeigen. Es handelt sich um eine Einführung in die Psychopathologie, d.h. nicht um eine Beschreibung der verschiedenen Formen, die das Leiden annimmt, sondern um eine Einführung in die Art und Weise, wie die Psychopathologie selbst und ihre Beziehung zu Diagnose und Therapie zu verstehen ist. Ich habe mich dafür entschieden, die Komplexität der klinischen Phänomene kurz und einfach zu beschreiben. Damit habe ich versucht, dem Leser einen Einblick in diese Perspektive zu geben, ohne dass er sich durch all die Autoren und umfangreichen Bände von Literatur hindurcharbeiten muss, auf denen die Leichtigkeit dieses Textes beruht. Um mit leichtem Gepäck zu reisen, habe ich daher viel Ballast am Boden gelassen, den der Leser vielleicht an vielen Stellen vermissen wird. Ich habe versucht, diese Lücke auszugleichen, indem ich auf die bibliographischen Hinweise für notwendige Erweiterungen und Erkenntnisse hingewiesen habe.

Diese Einführung ist zwar leicht, aber dennoch ambitioniert: Sie will einen spezifischen und originären Weg zum Verständnis des menschlichen Leidens skizzieren, der den Kliniker dabei unterstützen soll, sich ihm zu nähern und es zu behandeln.

Die spanische Ausgabe wurde sowohl in Spanien als auch in Lateinamerika mit großem Interesse aufgenommen, und einige Kollegen baten mich, sie auch in anderen Sprachen zu veröffentlichen. Ihre Unterstützung motivierte mich, die erste Ausgabe zu überarbeiten und einige Teile, die zu knapp behandelt wurden, zu erweitern.

Diese deutsche Ausgabe enthält ebenso wie die englische Ausgabe ein Vorwort von Gilberto Di Petta, einem der wichtigsten zeitgenössischen phänomenologischen Psychopathologen und Psychiater. Ich danke ihm dafür, dass er die Leser in die Inhalte dieses Buches einführt und ihm einen bedeutungsvollen theoretischen und historischen Rahmen gibt. Er ist kein Gestalttherapeut: Mit dieser Wahl möchte ich die Gemeinsamkeiten zwischen Gestalttherapie und phänomenologischer Psychiatrie beleuchten und das gemeinsame Bestreben, das sie meiner Meinung nach mehr und mehr teilen sollten: die Schaffung einer feldorientierten klinischen Praxis.

Im Anschluss an meine Ausführungen folgen drei Kommentare von Carmen Vazquez Bandin (die das Vorwort zur ersten spanischen Ausgabe geschrieben hat), Lynne Jacobs und Dan Bloom. Sie sind drei hervorragende Wissenschaftler und sehr erfahrene Psychotherapeuten und Ausbilder. Ich bin ihnen dankbar, dass sie sich (wieder einmal!) die Zeit genommen haben, meinen Text zu lesen und ihre Sichtweise darauf mit uns zu teilen. Diese Kommentare können dem Leser helfen, mein Verständnis von Psychopathologie in den größeren Rahmen der zeitgenössischen Gestalttherapie einzuordnen.

Ich möchte auch Michela Gecele und Jan Roubal danken: die Zusammenarbeit mit ihnen als Co-Direktoren der Turiner Schule für Psychopathologie fördert einen nicht endenden und lebendigen Dialog und bereichert mich durch ihre unterschiedlichen – und oft komplementären – Perspektiven.

Ich bin Georg Pernter und Ursula Grillmeier-Rehder sehr dankbar, die mit ihrer großen Kompetenz und Leidenschaft beschlossen haben, dieses Buch in deutscher Sprache verfügbar zu machen. Dank auch an Marianna Pernter und Magda Simone, die bei der Übersetzung stellenweise unterstützend mitgewirkt haben. In Deutschland liegen die Wurzeln sowohl der phänomenologischen Psychopathologie als auch der Gestalttherapie, und so fühle ich mich besonders geehrt und glücklich, dass diese ›leichte Einführung‹ für die deutschen Kolleginnen und Kollegen nun zugänglich wird.

Ich hoffe, dass dieser kleine Text den Leser dazu anregt, sowohl die umfangreiche Literatur zu studieren, auf der dieses Buch basiert, als auch diese Perspektive durch die neuen Veröffentlichungen und spezifischen klinischen Ausbildungen, die die Turiner Schule für Psychopathologie anbietet, weiter kreativ zu erforschen.

Eugenio Borgna:[1]

Vorwort zur italienischen Ausgabe

Dieses Buch von Gianni Francesetti ist höchst interessant zu lesen, weil es die beiden großen Themenbereiche der Gestaltpsychopathologie und der phänomenologischen Psychopathologie einander gegenüberstellt, die mit Originalität und hermeneutischer Tiefe kontextbezogen analysiert und beschrieben werden: Dabei werden die Unterschiede erfasst, aber auch die möglichen Berührungspunkte wiederentdeckt. Die Gestaltpsychopathologie ist offen für unmittelbare und radikale therapeutische Perspektiven, die nicht Teil der phänomenologischen Psychopathologie sind, welche sich wiederum am Wissen um die erkenntnistheoretischen Grundlagen psychopathologischer Erfahrungen orientiert.

Das große Verdienst von Gianni Francesettis Buch ist, dass es ihm gelungen ist, in seinem thematischen Diskurs einige konstituierende Aspekte der phänomenologischen Psychopathologie mit denen der Gestaltpsychopathologie zu versöhnen, die normalerweise als einander fremd betrachtet werden. Die Phänomenologie in der Psychiatrie wurde von Karl Jaspers eingeführt, einem großen Psychiater – bevor er ein großer Philosoph wurde –, der einen Text schrieb, der auch heute noch von grundlegender Bedeutung ist. Gianni Francesetti ist es gelungen, die wesentlichen semantischen Elemente der Phänomenologie zu erfassen und zu originellen und tiefgründigen Überlegungen zu gelangen.

Auf den Seiten dieses Buches, das durch die klare und leidenschaftliche Schreibweise sehr gut lesbar ist, werden Beschreibungen und Beobachtungen, Überlegungen und Reflexionen dargestellt, die es uns erlauben, das psychische Leiden in seiner klinischen und psychotherapeutischen Dimension zu betrach-

1 Anm. d. Hg.: Italienischer Psychiater (geb. 1930) und Lehrer von Gianni Francesetti. Ehemaliger Dozent an der Klinik für Nerven- und Geisteskrankheiten der Universität Mailand und Direktor der psychiatrischen Klinik von Novara. Borgna gilt als einer der Hauptvertreter der phänomenologischen Psychiatrie, mit konsequenter Verlagerung des Fokus von der Krankheit auf den Patienten. Er ist überzeugter Verfechter einer Psychiatrie, die die tiefgründige und subjektive Dimension des psychischen Unbehagens zu rekonstruieren sucht. Unter Einbezug von Literatur, Philosophie und Kunst geht es in seinen zahlreichen Veröffentlichungen darum, der existenziellen Dimension des Schmerzes einen Sinn zu geben.

ten, aber auch in seiner radikalen menschlichen Dimension: das Leiden von seiner heute grassierenden Verdinglichung zu erlösen.

In der thematischen und formalen Entwicklung des Diskurses von Gianni Francesetti spiegeln sich gewiss seine psychopathologischen und klinischen Erfahrungen wider, aber auch seine Art, sie nachzuempfinden und zu beschreiben – im Anschluss an Seminare, Vorlesungen und Konferenzen, die er nicht nur in Italien abgehalten hat, sondern im Dialog mit psychopathologischen und insbesondere gestalttherapeutischen Erfahrungen, die sich auch in – von Europa sehr weit entfernten – geografischen und kulturellen Regionen entwickeln. Dadurch konnte er eine ungewöhnliche expositive Klarheit erreichen, die es ihm ermöglicht, einen wunderschönen Text von großem pädagogischem Wert zu schreiben, ohne etwas an methodischer Genauigkeit zu verlieren. Durch die Übersetzungen in verschiedene Sprachen wird sich die Leserschaft vergrößern und an Qualität gewinnen – und wie könnten wir Gianni Francesetti dafür nicht dankbar sein?

Literatur

Borgna, Eugenio. Abgerufen von: https://www.treccani.it/enciclopedia/eugenio-borgna, Zugriff am 12.08.2021

Gilberto Di Petta

Einführung: In der Begegnungszone – Von Angesicht zu Angesicht

Wer die letzte Stufe erreicht hat,
braucht die Leiter nicht mehr
Johann Gottlieb Fichte

Bruno Callieri[1] hätte diesen Text von Francesetti ohne zu zögern als »viaticum« bezeichnet. Was ist, oder besser gesagt, was war ein »viaticum«? Es gibt zwei Bedeutungen des Begriffs: Die erste geht auf das alte Rom zurück, wo *»viaticum«* das *notwendige Gepäck* bezeichnete, welches derjenige brauchte, der sich auf eine Reise begab. Die zweite, jüngere und umfassendere, hat mit dem Jargon der Glücksspieler von Monte Carlo zu tun, für die *»viaticum«* die von der Kasinodirektion gewährte *Heimreise*-Vergütung für diejenigen war, die ihr gesamtes Hab und Gut verloren hatten. Beide Bedeutungen beinhalten die *Reise* als zentrales Thema. Die eine, die erste, bezieht sich auf die *Hinreise*, die andere, die zweite, auf die *Rückreise*. Eine *Reise (Er-fahrung)*, bei der der Reisende, oder besser gesagt der *Wanderer*[2] mit leichtem Gepäck unterwegs ist. Er kann nur das Nötigste mitnehmen. Entweder weil die Reise, die gemacht werden muss, so lang (und abenteuerlich) ist, und deshalb die Satteltaschen leicht gehalten werden müssen. Oder weil das für die Hinreise Mitgenommene schon verspielt, d.h. bereits verloren ist und es nun gilt, das mitzunehmen, was übrig bleibt, nämlich nur noch sich selbst. In jedem Fall ist das Viaticum *nahezu nichts*, aber verdammt essenziell. Es ist nicht die Reise. Aber es ist zugleich die *Voraussetzung*, dass die Reise überhaupt *möglich* ist. Mit anderen Worten: Es hält die Bewusstheit des Reisenden während und vor allem nach der Reise lebendig. Das Viaticum ist das *sichere Geleit* auf der Reise, das es dem Reisenden ermöglicht, ein Resümee der Reise zu ziehen und angesichts der unvermeidlichen Wegkreuzungen

---

1 Bruno Callieri (1923–2012) war einer der Väter der italienischen phänomenologischen Psychopathologie. Callieri hat u.a. gemeinsam mit Eugenio Borgna, Arnaldo Ballerini und Lorenzo Calvi die phänomenologische Psychiatrie in Italien eingeführt und gilt als Schüler von Karl Jaspers und Kurt Schneider.

2 Bezieht sich auf das italienische Wortspiel »via-andante«: derjenige, der des Weges dahingeht.

die verschiedenen Wahlmöglichkeiten auszuloten und sich dabei auf seine eigenen Ressourcen zu stützen.

Was haben Francesettis *Viaticum* und die therapeutische Reise, die es zu begleiten verspricht, mit der phänomenologischen (und gestalttherapeutischen) Psychopathologie zu tun?

Die phänomenologische Psychopathologie wird in diesem Text sicherlich vorausgesetzt, aber in Wirklichkeit verschwindet sie, sie wird »intrinsisch«, genauso wie die Gestaltpsychopathologie, um *einzig und allein* der Reinheit oder, wenn wir so wollen, der Kon-tamination[3] durch die *Erfahrung* den Raum zu lassen, dem Mit-Erfahren. Oder vielmehr dem *Erfahren* einer gemeinsamen Körperlichkeit, der Dualität von Therapeut und Patient, die sich ko-verweltlicht, ko-verzeitlicht, ko-verräumlicht, die ko-existiert. Der Therapeut macht also dieselbe Weltkrümmung durch wie der Patient. Beide zittern, beide schlagen Wurzeln, dem gleichen Wind ausgesetzt, vom gleichen Himmel bedeckt, von der gleichen Erde getragen, im gleichen Meer gestrandet. Der psychopathologische Ansatz fällt nicht mit der Reise zusammen, er ist nicht die Reise, genauso wenig wie das Viaticum. Aber er stellt die Möglichkeit dar, die wesentlichen Elemente der Reise zu erfassen. Und sie in ihrem ereignisbezogenen Entstehen zu begreifen.

Seitdem wir *»Psy-Berufe«* (seit etwa zwei Jahrhunderten) *den Auftrag zur Begegnung* mit denjenigen akzeptiert haben, die sich im Niemandsland der Existenz verirrt haben und die an den *Schmerz des Lebens* angenagelt leben, haben wir nichts anderes getan, als begriffliche Distanzhalter zu konstruieren, Vorrichtungen zum Filtern, Verstoffwechseln und Entsorgen von Abbauprodukten aus der Begegnung. Wir haben nichts anderes getan, als Zäune zu errichten und nach Parametern zu suchen, die das therapeutische Handeln erklären könnten, indem wir es in Züge, Taktiken und Dynamiken aufsplittern. In der Illusion ihrer Reproduzierbarkeit. In dem Bestreben, dass (auch …) wir zur Konstruktion einer empirischen Datengröße beitragen, die in der statistischen Sprache der positiven Wissenschaften verarbeitet werden kann.

Aber das Leben ist nicht reproduzierbar. Die gelebte Zeit dauert an, sie ist eine ununterbrochene Gegenwart, von der sich im Zuge des Projektes, wenn

---

3 Anm. der Hg.: vom Lateinischen con-taminare, verunreinigen, verderben durch Vermischung (con-, zusammen und tangere, berühren; das Wort »Kontakt« kommt aus derselben Wurzel).

überhaupt, nur lebendige Scherben im Fleisch der Erinnerung aufspüren lassen. In einigen Fällen sind diese perfekten *Maschinen* (d.h. die Modelle) der (psychotherapeutischen) Begegnung so hypertrophiert, dass sie schließlich die eigentlichen Subjekte der Begegnung (*»sub-jecti«*, die der Begegnung Unterworfenen), nachgerade indifferent werden lassen, d.h. ohne spezifisches Gewicht. Denn an jeder Begegnung sind mindestens zwei Personen beteiligt, die in das Begegnungsereignis »hinein-fallen«, d.h. in dessen Atmosphäre *ein-tauchen*. Diese Atmosphäre überflutet sie früher oder später. Die so darin versenkten Subjekte versuchen, mit-einander Kontakt herzustellen, und während dieser Vorgänge, die oft im Nebel stattfinden, kann es passieren, dass auch einer gegen den anderen stößt. Dass sie sich nach Gefühl bewegen. Dass ihre (lebendigen) Körper aufeinanderprallen, ihre Lebenshorizonte verschmelzen und/oder kontrastieren. Dass »sich« neue Sinnhorizonte erschaffen (ohne dass jemand »sie« erschafft), auf deren Linie die sich entfaltenden Phänomene – wie im Flug, spontan – wahrnehmbar werden. Dass sie Gestalt annehmen. Bis beide, Therapeut und Patient, wieder auftauchen. Und all dies ist sehr dynamisch, wird als sehr wirklich erlebt, ganz *lebendig und real*, vielleicht sogar zu sehr, um schematisiert werden zu können. Vielleicht ist das Schematisieren und das Operationalisieren dieses Ereignisses, das die therapeutische Begegnung – von Mal zu Mal – als zwischenmenschliche Begegnung ausmacht, wirklich zu ehrgeizig und darüber hinaus falsch in seiner methodischen Annahme und kann dazu führen, seinen Sinn zu verlieren. Das ist nicht der Fall, wenn stattdessen versucht wird, es zu *thematisieren*. Oder es nach und nach durchzudeklinieren, während es sich entfaltet, sich entwirrt und seiner *eidetischen Spur* folgt, wie eine leuchtende Schnur in der Nacht.

Und Francesetti tut dies. Im Laufe des Textes zeichnet Francesetti in groben Zügen nach, wie wir zu diesem Punkt gekommen sind, wobei er stets den Prozess der *Modellbildung* des Leidens am Leben vom Weg seines Verstehens und Sich-Annäherns getrennt hält. Und dieser epistemisch-historische *»rote Faden«* ist nicht unwesentlich. Es ist gut für den Reisenden, sich vor Antritt seiner Reise klar zu machen, was vorher schon da war. Er sollte auch erkennen, wie sehr sich seine Reise in der zwischenmenschlichen Landschaft von der statischen Geografie der Karten unterscheidet. Es ist gut, wenn er sich mit Leichtigkeit daran erinnert, welche technischen Vorschläge es aus dem akkumulierten Wissen über die Begegnung oder von der Begegnung gab und gibt. Denn auf seiner Reise wird er, *mutatis mutandis*,[4] dieselben Säulen

4 Anm. d. Hg.: lat. so viel wie: mit den nötigen Anpassungen.

des Herkules finden, die er glaubte, hinter sich gelassen zu haben. Darüber hinaus wird er, der zusammen mit seinem Patienten Schiffbruch erlitten hat, »auf Sicht«, »der Nase nach«, »nach Fingerspitzen-Gefühl« navigieren, ob er will oder nicht. Der entscheidende Punkt liegt gerade darin, dass dieser Text unzweifelhaft die These aufstellt, dass der Therapeut sich in der Begegnung befindet, d.h. er gehört zur Begegnung, und kein Modell kann ihn vor der Begegnung retten, ihm die Begegnung ersparen oder ihn aus der Begegnung herausnehmen. Eine Begegnung, die Francesetti in diesem Text mit kurzen und treffenden Worten als ein radikales Aufeinandertreffen beschreibt: *von Angesicht zu Angesicht*. Eine radikale Berührung. Ein radikales Sich-Spüren. Ohne Fluchtwege, ohne Abkürzungen, ohne Entschädigung.

So dringt die Reise unseres Reisenden, indem er die Last des Bekannten und Gewussten abwirft *(epoché)*, in das Rätsel menschlichen Leidens ein. In Dantes dunklen Wald, den Wald der Selbstmörder, mit seinen unterbrochenen Wegen und – glücklicherweise – seinen Lichtungen. Wo die *»Erlebnisse«* (Anm. d. Hg.: dt. im Original) im körpereigenen Raum, in der »Umgebung« der kritischen Begegnungszone eingefangen werden. Obwohl Francesetti sich im Text bemüht, *politically correct* zu sein, d.h. die Tendenzen der Neurowissenschaften zu beachten, ist er sich sehr wohl bewusst, dass die menschliche Existenz und das Leiden am Leben für die positive Wissenschaft in der Tat ungelöste epistemologische Fragen darstellen, ein *Mysterium*, bei dem nur ein pragmatischer (naiver) Ansatz glauben kann, dass es sich lohnt, mit dem zu arbeiten, was sich operationalisieren lässt. Alles, was sich nicht in den Strukturformeln der verschiedenen Modelle wiederfindet, wird schuldbewusst und gleichgültig *vernachlässigt*. Unser »wandernder Therapeut«[5] befindet sich also in der paradoxen Situation, dass er, wenn er etwas verstehen will, sich damit abfinden muss, auf die Modelle, die er besitzt, zu verzichten, oder besser gesagt, das Urteil über sie auszusetzen (*epoché* zu praktizieren) und nur die phänomenologischen und gestalttherapeutischen *Apriori* implizit in sich wirken zu lassen. Wenn er sich *wirklich* auf die Begegnung mit dem anderen einlassen will, wenn er vom Drama des anderen *authentisch* getroffen werden will, dann muss er, der Therapeut, den epistemischen Schutzschild ablegen und leichtfüßig auf den anderen zugehen, bereit, sich von seinem Wind der Leidenschaften verformen und entwurzeln, abkühlen oder überhitzen zu lassen. Und das ist sicher keine *naive* Art, auf die Begegnung zuzugehen oder die Begegnung auf sich zukommen zu lassen. Es ist vielmehr ein respektvoller Weg, aber auch

5 Anm. d. Hg.: Eigentlich: der des Weges gehende Therapeut.

einer, der darauf achtet, den Rhythmus und den Atem, die Gezeiten und die Mondphasen zu erkennen und »auszunutzen«; es ist ein Weg, Prosa in Poesie zu verwandeln, die Prosa der Welt, durchwirkt und blutig vom Schmerz und der Geschichte jenes Menschen dort, der vor und neben ihm steht. Einzigartig geworden durch seinen Elan und seine Verzweiflung.

Die Position des Therapeuten, die Francesetti auf diesen Seiten skizziert, ist die eines bescheidenen Menschen, sicherlich deswegen, weil er seine Last ablegt, aber gleichzeitig die eines heroischen Menschen, weil er mit seinem eigenen nackten Leben in die Begegnung mit dem anderen geht. Er verzichtet auf die Methoden der Distanzierung, um die Wahrheit zu erfassen. Eine Wahrheit. Die Wahrheit des Lebens. Was ist die Wahrheit des Lebens? Ein Lächeln, eine Träne, ein Schmerz, eine Bewegung des Körpers, eine Geste, eine Atmosphäre. Eine ganze Welt. Die Schönheit, die jeder erlebte Schmerz plötzlich offenbart. Nichts also, was anders erfasst und verstanden werden kann als lächelnd, weinend, sich bewegend, gefangen von derselben Atmosphäre. Mit dem Patienten zu gehen, ohne jemals stillzustehen. Tanzend und erstarrend. Bis man einen Ausweg findet. Für beide. Entweder für beide oder für keinen. Denn der Therapeut wird an jedem Knotenpunkt seines Patienten neu geboren, und etwas von ihm stirbt mit jedem Hinfallen seines Patienten. Bei jedem Verzicht, bei jeder Nicht-Wahl. Und kein Modell berücksichtigt dies. Und keine Geldtransaktion kann es ihm abgelten. Kein Privatleben, keine Heimkehr. Keine Karriere. Keine Anerkennung. Die Verwurzelung in der *prädualistischen* Welt der Begegnung ist das vorläufige Ziel der Reise. Das schönste Geschenk und die größte Gegenleistung: Es ist der Sinn der Begegnung, der durch diese Seiten sickert, dort wo wir alle zögerlich und alle Anfänger sind. Und deshalb gleichgestellt mit unseren Patienten. Das ist es, was uns besonders stolz auf unseren Beruf macht.

Situation, Landschaft, Horizont, Atmosphäre: das sind die Meilensteine, die Francesetti beschreibt, die Ankerpunkte, die er dem Therapeuten bietet, der der Gewalt des Schmerzes und den Stimmen der Wellen ausgesetzt ist. Und der sich nicht allein bewegen kann. Und der manchmal gar nicht weiß, wie er sich überhaupt bewegen soll. Bis er plötzlich, wenn er es schafft, in den Rhythmus zu kommen, spürt, wie er sich bewegen kann. Er fühlt den anderen. Er (ver-)sucht den Kontakt, er findet ihn. Er findet ihn und er verliert ihn. Er probiert den Kontakt aus. Er riskiert ihn. Er wagt ihn. Er hält ihn. Er sieht ihn. Er wittert ihn. Er lauscht auf ihn. Er hört sich zu. Er sieht sich. Er wird gesehen. Er wird gehört. Er macht sich bewusst, dass der Raum zwischen ihm und dem Patienten, der Raum, der zwischen ihnen erlebt wird, keineswegs leer ist. Es ist keine Leere mehr, aber es ist auch noch kein »Wir«. Es gibt ein *Medium*, eine Matrix, die ihnen vorausgeht und ihnen folgt, die sie einbezieht und voneinander distanziert. Und dies ist eine kosmische Matrix, keine interindividuelle. Es ist die *Lebenswelt*, zu der auch das Leiden, das Sich-Freuen und das Sterben gehören. Und das Wiederentdecken dieser *Lebenswelt* ist an sich schon therapeutisch, denn es ist zwangsläufig transformativ, wie jede gelebte Dauer, deren Pfeil in die Zukunft weist. Und es ist so für alle beide. Diese Psychotherapie oder vielmehr die Reise, auf die sich der Therapeut mit dem Patienten begibt, entlang dieses außergewöhnlichen *chemin de vie* (Lebensweges), muss erst noch geschrieben werden. Sie ist menschlich und geht gleichzeitig über das Menschliche hinaus, da sie es begründet. Sie ist lebendig und setzt voraus, dass derjenige, der sie praktiziert, in der Lage ist, das Leben zu spüren, es zu erfassen, zu gestalten, zu empfangen und sich von seinem Hereinbrechen aus dem Konzept bringen und überraschen zu lassen.

Auf dieser Straße, die sich dem Zukünftigen öffnet, ist dieses »leichte« Viaticum von Gianni Francesetti ein wahrer Weggefährte, mit dem man innehalten kann, zwischen einer Begegnung und der anderen; mit dem man sich treffen kann, so oft wie möglich, oder zumindest jedes Mal, wenn der Einbruch der Nacht den Reisenden eine Ruhepause auferlegt. Dem Herzen eine Pause. Bis der Blick des einen Menschen sich am Ende im Blick eines anderen Menschen verliert.

Gianni Francesetti

Grundlagen einer phänomenologisch-gestalttherapeutischen Psychopathologie

1. Die Wurzeln des Textes

Die phänomenologische Psychopathologie hat eine lange Tradition, die durch Karl Jaspers (1964/1973) – mit seinem Lehrbuch »Allgemeine Psychopathologie« von 1913 – begründet wurde. Er entwickelte eine Methode, um die subjektiven Erfahrungen von Leidenden zu untersuchen und zu beschreiben, und zwar von einem Ansatz aus, der so frei wie möglich von reduktionistischen und kausalistischen Vorurteilen ist, sowie die Einzigartigkeit und den Wert jeder Erfahrung betont. 1913 war ein sehr bedeutendes Jahr für die Psychopathologie: Neben Jaspers' Werk, das die phänomenologische Psychopathologie begründete, isolierte Hideyo Noguchi im selben Jahr Treponema pallidum, den Erreger der Syphilis, im Gehirn von Patienten, die an fortschreitender Lähmung starben. Auf diese Weise bewies er, dass diese Form der Demenz durch das Syphilis-Bakterium verursacht wird. Die Entdeckung hatte eine paradigmatische Wirkung: Sie galt als Bestätigung dafür, dass psychische Erkrankungen als Krankheiten des Gehirns zu betrachten seien, und dass man nur die organische Ursache entdecken und beseitigen müsse, um sie zu behandeln. Der Fokus der beiden Paradigmen ist offensichtlich sehr verschieden: Die Phänomenologie interessiert sich für das Erleben des Patienten[1] und seine Art, in der Welt zu sein. Um sich dem zu nähern, ist es notwendig, dem Patienten mit so viel Offenheit und affektiver Anteilnahme wie möglich zuzuhören. Die biologische Untersuchung hingegen konzentriert sich auf die organischen Ursachen von Störungen, und die Beziehung zum Patienten ist dem untergeordnet. Ist die organische Ursache erst einmal identifiziert, könnte die Diagnose mit Hilfe eines Messinstrumentes oder einer Laboruntersuchung gestellt werden, wie es z. B. auch Kardiologen tun, ohne den Patienten anhören zu müssen. Aber auch nach mehr als einem Jahrhundert seit Noguchis Entdeckung ist die psychiatrische Diagnose immer noch eine Frage des Zuhörens und der Begegnung mit dem Leidenden. Und

---

1 Anmerkung der Hg.: Vorbemerkung zur Verwendung geschlechtsspezifischer Bezeichnungen im Text: Um der sprachlichen Flüssigkeit willen werden in der Übersetzung kapitelweise abwechselnd die männliche und die weibliche Form verwendet. Es sind jedoch immer alle Geschlechter gemeint.

darauf müssen sich die Kliniker einstellen. Die beiden Paradigmen sind nicht aufeinander reduzierbar, sie sind radikal verschieden: das eine zielt auf das Verständnis gelebter Erfahrung, das andere auf die Erklärung biologischer Prozesse (Jaspers 1964/1973). Aber sie sind auch alles andere als unvereinbar. Der Kliniker braucht beides: Um sich dem Erleben des Patienten zu nähern, muss er phänomenologisch zuhören können; um die Psychopharmakologie (oder die Differentialdiagnose, oder auch nur den Dialog mit dem Psychiater) anwenden zu können, muss er die biologischen Entsprechungen des psychopathologischen Erlebens kennen – oder zumindest erkennen.

Die Phänomenologie bietet eine Methode zur Annäherung an den Patienten und stellt einen unverzichtbaren Beitrag zur Psychopathologie, Psychiatrie und klinischen Psychologie dar. Sie hat eine therapeutische Haltung entwickelt, die sehr achtsam und respektvoll mit der Subjektivität, der Besonderheit und den strukturellen Erscheinungsformen des Patienten umgeht. Wie die phänomenologische Bewegung in der Philosophie besteht auch die phänomenologische Psychopathologie nicht aus einem systematischen disziplinären Korpus, sondern aus einer vielschichtigen Erforschung vieler Autoren, die ihre klinische Erfahrung im Lichte der phänomenologischen Perspektive ausgearbeitet haben (Galimberti 1979).

Obwohl in der zeitgenössischen Psychiatrie weitgehend in der Minderheit, stößt sie in jüngerer Zeit auf wachsendes Interesse, was auch durch einige umfangreiche Publikationen belegt wird (Fuchs 2021; Durt et al. 2017; Stanghellini et al. 2019). Sie eröffnet ein originäres Verständnis von Psychopathologie und klinischer Praxis, das eine authentische Begegnung mit den Leidenden unterstützt. *Authentisch* bedeutet hier: von Mensch zu Mensch, nicht objektivierend, jeder Erfahrung, auch der unverständlichsten, einen Wert gebend, ohne darauf zu verzichten, sich dem Sinn zu nähern, um so, noch vor jeder Störung, die konstitutive Einsamkeit der Leidenden zu heilen (Borgna 2019).

Es ist eine Position, die zuallererst ethisch ist, noch bevor sie klinisch ist. Die phänomenologische Methode erfordert eine Verbeugung *(von griech. klínein: beugen, sich neigen)* vor dem Patienten, die jedes Urteil in Klammern *(epoché)* setzt: nicht in dem naiven Sinne, keine Vorverständnisse zu haben – Gadamers Hermeneutik hat uns gelehrt, dass dies nicht möglich ist. Aber in dem Sinne, dass wir nichts vernachlässigen, was zu uns kommt, weder vom Patienten noch von uns selbst: Es geht darum, das, was wir hören und fühlen, willkommen zu heißen, ohne irgendetwas vorschnell zu verwerfen oder anzunehmen. Es geht darum, mit Staunen auf das zu schauen, was zum Vorschein kommt. Das ist die phänomenologische Umkehrung, von der Husserl sprach: die Fähigkeit, die Welt mit offenen Sinnen zu betrachten, um sie als *novum*, als unaufhörliche Quelle des Neuen zu erfassen (Fink 1933). Dazu ist ein Innehalten erforderlich, genau so lang wie ein Atemzug. In diesem Sinne wird existieren zu einem transitiven Verb.[2]

»Ich existiere« ist nicht ausreichend, um die Haltung zu beschreiben, die diese Methode erfordert. »Ich existiere *wen*? Ich existiere *was*?« ist die Frage, die wir uns stellen, denn durch mich kommt etwas zum Vorschein, kommt zu mir, *ex-sistiert* eben.

Die andere Wurzel dieses Textes, die Gestaltpsychopathologie, ist erst in jüngerer Zeit innerhalb der Gestaltpsychotherapie entstanden, obwohl wir wichtige Vorläufer der psychopathologischen Analyse auf der Basis der Gestaltpsychologie finden (Conrad 1958/2011) und die Begründer dieses Ansatzes selbst (PHG 1951/2002) von Gestaltanalyse sprachen. Die aus der Psychoanalyse und der Gestaltpsychologie hervorgegangene Gestaltpsychotherapie, mit starkem Einfluss des amerikanischen Pragmatismus und der Phänomenologie, entwickelte sich innerhalb der humanistischen Bewegung: Damals gab es einen starken kulturellen Schub zur Dekonstruktion der etablierten Mächte, einschließlich der medizinischen; dies trug dazu bei, dass dieser Ansatz lange Zeit von der Psychopathologie ferngehalten wurde, da man die stigmatisierende Wirkung der »Pathologisierung« fürchtete. Seit den 1980er-Jahren sind einige Gestalt-Autoren im Einklang mit einer generelleren Bewegung in der Psychotherapie zum psychopathologischen Diskurs zurückgekehrt, insbesondere, um sich den schwieriger zu behandelnden Leidenszuständen zu nähern (Yontef 2001; Robine 2004; Melnick 2003, 2016; Salonia 2009; Spagnuolo Lobb 2001). Vor allem seit den 2000er-Jahren hat die Zahl der Arbeiten zum Gestalt-Ansatz im Hinblick auf psychopathologisches Leiden stark zugenommen und eine Reflexion darüber begonnen, wie psychisches Leiden in einer spezifisch gestaltorientierten Weise thematisiert werden kann (Roubal 2007; Francesetti 2009, 2012, 2015; Francesetti

2 Existieren ist ein transitives Verb. Das Dasein des Menschen / ist ein transitives Verb / für alle unsichtbar / wie das Sehen / das Berühren / das Hören / ich sehe *was*? / Es gibt kein Sehen / ohne ein Objekt, das man sieht / oder vielmehr ein Subjekt / das dieses Sehen in seinem Licht begründet / ich existiere. Ich existiere *wen*? / Wen [ist] Objektergänzung / oder vielmehr das Subjekt / das jenes Existieren von mir begründet. / Schwingen, einer Wippe anvertraut / von Gesichtern, die sich über einen einzigen Abgrund hinweg gegenüberstehen / das ist unsere Reise. / Ich existiere nicht / wenn mich nicht ein *Wen* hält (Limone 2020).

und Gecele 2009, 2015; Francesetti et al. 2016). Insbesondere die Feldtheorie, die seit ihren Ursprüngen für die Gestaltpsychotherapie von zentraler Bedeutung ist, eröffnet die Möglichkeit, die Dimension zu thematisieren, aus der wir als Subjekte fortwährend hervorgehen: unser Sein als Geschöpfe (die sich immer im Prozess des Erschaffenwerdens befinden) und die Phänomene des *pathòs*, also die erlitten werden, die Phänomene, denen wir *unterliegen*, zu thematisieren und weniger jene Phänomene, wo wir Subjekte sind,[3] die für das psychopathologische Verständnis so relevant sind. Die Feldtheorie erlaubt es uns, das »Was« zu thematisieren, welches das »Ich« ex-sistiert, also ins Dasein bringt.

In dieser »Einführung in die Grundlagen« möchte ich die phänomenologisch-gestalttherapeutische Psychopathologie vorstellen, die ich auf der Basis meiner Ausbildung und klinischen Erfahrung als phänomenologischer Psychiater und Gestaltpsychotherapeut entwickelt habe. Ich habe mich entschlossen, diese Psychopathologie »phänomenologisch-gestalttherapeutisch« zu nennen, indem ich beide Begriffe beibehalte und sie mit einem Bindestrich verbinde. Beide, weil keine der beiden Psychopathologien die andere ausschöpft: es sind zwei unterschiedliche Erkundungen in Bezug auf die Geschichte, die vorherrschende Typologie der Patienten und die Herangehensweise; verbunden durch einen Bindestrich, weil in der Perspektive, die ich vorstelle, diese beiden Wurzeln wesentlich sind, sie integrieren sich in einer neuen Form, die sich von ihrer Summe unterscheidet, und in der die beiden Herkünfte nicht mehr voneinander trennbar sind. Diese beiden Traditionen, die mich beseelen, sind in einem gemeinsamen erkenntnistheoretischen und ethischen Hintergrund verwurzelt, und zusammen ermöglichen sie die Schaffung einer eigenständigen Perspektive auf das psychische Leiden, die sich für eine klinische Praxis eröffnet und die mir fruchtbar und wirksam zu sein scheint. Die Perspektive, die ich hier vorstelle, basiert auf einer phänomenologischen und gestalttherapeutischen Epistemologie, schöpft diese aber natürlich nicht aus: In einer Komplexität, die kein Ende kennt, lassen sich andere Visionen der Psychopathologie finden oder konstruieren, die aber immer in diesen Grundlagen verankert bleiben. Und ich lade den Leser ein, dies zu tun.

Ich habe versucht, den Text nach den Fragen zu gliedern, die ich in meinen Seminaren am häufigsten erhalte. Während des Schreibens habe ich festgestellt, dass es sehr schwierig ist, eine Frage zu beantworten, ohne eine andere

---

3 Anm. d. Übers.: Im italienischen Original »fenomeni *a cui* siamo soggetti« – etwas unterliegen, unterworfen sein – und »fenomeni *di cui* siamo soggetti" – Subjekt, Agens von etwas sein

zu implizieren. Das Ergebnis ist also ein Gewebe aus Fäden, die nicht leicht zu entwirren sind: sich daher zwangsläufig wiederholen. Ich hoffe jedoch, einen Weg zu beschreiten, der, wie in der fraktalen Geometrie, die Möglichkeit bietet, einen zunehmenden Grad an Tiefe und Komplexität zu erkunden.

2. Was ist Psychopathologie?

Die Psychopathologie ist ein vielfältiges und vieldiskutiertes disziplinäres Feld, in dem verschiedene und manchmal widersprüchliche Perspektiven koexistieren (Civita 1999). Generell kann man sagen, dass die Psychopathologie die Lehre vom psychischen Leiden des Menschen ist. Doch hinter dieser scheinbar einfachen Definition verbergen sich viele Fragen, vor allem drei: Was ist Leiden? Was ist die Psyche? Wie wird dieses Leiden untersucht? Wir werden sehen, dass je nachdem, wie diese Fragen beantwortet werden, unterschiedliche Psychopathologien erzeugt werden können und – je nachdem, welche Psychopathologie konzipiert wird – auch unterschiedliche Theorien und Praktiken der Behandlung. Die Antwort, die ich in diesem Text zu skizzieren versuche, kommt, wie gesagt, aus einer phänomenologischen und gestalttherapeutischen Perspektive.

Psychopathologie ist ein Wort, das sich aus drei Wurzeln zusammensetzt: »psycho-«, »-patho-«, »-logie«, die etymologisch folgende Bedeutung haben: *psycho-* stammt vom griechischen *psyché* »Psyche, Seele« und wird abgeleitet von *psychein* »blasen, hauchen«; *-patho-* von griechisch *pathòs* »Pein, Erkrankung, Leiden«, wird abgeleitet vom indoeuropäischen *paschein* »leiden«; *-logie*, griechisch *logos* wird mit »Rede, Wort, Sinn« übersetzt (Cortelazzo und Zolli 1983). Die Psychopathologie ist also das Studium einer bestimmten Art von Phänomenen: *Pathos* – Phänomene, die erlitten, also durchlebt werden, über die der Mensch keine Wahl treffen kann, selbst wenn er es will; diese Wurzel liegt auch den Begriffen *Leidenschaft, Passivität, Pathologie* zugrunde, alles Begriffe, die implizieren, dass wir von etwas bewegt werden, das wir nicht bewusst initiieren und dem wir nicht leicht widerstehen können. Die zweite Wurzel ist *psychein*, dieser schwer fassbare Atem, der uns belebt und uns lebendig fühlen lässt. In Übereinstimmung mit der Etymologie von *psychein*, d. h. Atem, ist die Psyche, wie die Luft, weder innerlich noch äußerlich, sondern entsteht und bewohnt das Innere und Äußere von uns. Auf dieser etymologischen Grundlage können wir die Psychopathologie als das Studium der Erfahrungen betrachten, in denen wir uns nicht ganz aktiv und frei fühlen, in denen wir keine vollständige Wahl treffen können, und die unser Atmen, das Gefühl, lebendig, beseelt und in Kontakt mit der Umwelt zu sein, betreffen. In einer psychopathologischen Erfahrung sind wir also etwas weniger frei, weniger lebendig, weniger existierend, weniger »atmend«. Weniger präsent, als es die Grenzen und Möglichkeiten der gegenwärtigen Situation erlauben würden. Weniger »Künstler« des eigenen Lebens (Rank 1907; Robine 2006). Psychopathologie fällt nicht mit dem Haben oder Fühlen von Grenzen zusammen: Im Gegenteil, gerade wenn wir innerhalb der existenziellen Grenzen und der gegenwärtigen Situation mit Freiheit und Verantwortung handeln, fühlen wir uns vollständiger, lebendiger und gesünder. Etwas weniger lebendig zu sein bedeutet, das Gefühl zu haben, dass wir nicht vollständig und schöpferisch existieren: zu existieren kann eine amtlich registrierte Tatsache sein, die durch den Pass beglaubigt wird; stattdessen ist die Erfahrung des Existierens (etymologisch von *ex-sistere*, das heißt *herauskommen, auftauchen, erscheinen*) keine Tatsache, sondern ein Erfahrungsprozess, der kontinuierlich und mit unterschiedlichen Ergebnissen in unserem Leben stattfindet. Das Gegenteil von *ex-sistere* ist *in-sist*ere[4] (Žižek 2004): das, was nicht herauskommen kann, verharrt innen (in-siste) und wird zu *pathòs*. Manchmal habe ich das Gefühl, dass ich voll existiere und voll lebendig bin, zu anderen Zeiten ist es so, als würde ich nicht existieren, und zu wieder anderen Zeiten habe ich das Gefühl, dass ich für andere nicht existiere, oder dass ich zu viel existiere, oder dass ich nicht existieren möchte und so weiter. Die Deklinationen der Prozesse des Zur-Existenz-Kommens und der mehr oder weniger vollen und freien Präsenz sind der Untersuchungsgegenstand einer phänomenologisch-gestalttherapeutischen Psychopathologie. Da jedoch die Existenz ein ko-kreiertes Phänomen ist und die Grundeinheit des Menschseins das Sein-mit-dem-Anderen ist, kann sich diese Psychopathologie nicht auf das Individuum konzentrieren, sondern auf die Art und Weise, wie das Individuum in einer Situation auftaucht, wie es sich in ihr fühlt und wiederfindet und wie es in Kontakt mit den Anderen kommt. In diesem Punkt ist die phänomenologisch-gestalttherapeutische Psychopathologie auch existenziell, weil sie die Grundannahme des Existenzialismus teilt, nämlich dass *der Mensch in der Situation, in der er sich befindet, erschaffen wird*. Es handelt sich nicht um ein bereits a priori definiertes Merkmal, die Natur des Menschen ist weder gut à la Rousseau, noch schlecht à la Hobbes. Der Mensch entsteht durch die Grenzen und Wahlmöglichkeiten, die er ausüben kann. In diesem Sinne geht die Existenz der Essenz voraus (Sartre 1950).

---

4 Zit. n. Jean-Marie Robine während des IPsiG – International Psychopathology Training (Turin, November 2019).

Zusammenfassend können wir sagen, dass in einer phänomenologisch-gestalttherapeutischen Perspektive die Psychopathologie das Studium der Formen der Abwesenheit ist, und wie diese unaufhörlich in Richtung Anwesenheit streben.

3. Wozu dient das Studium der Psychopathologie?

Das Studium der Psychopathologie dient dazu, die Formen und Prozesse des menschlichen Leidens zu erkennen, zu unterscheiden und zu verstehen, um die Begegnung mit den Leidenden zu erleichtern. Das Leiden nimmt verschiedene Formen an: diese sind von unendlicher persönlicher Verschiedenheit (idiographischer Pol), weil niemand wie ein anderer leidet; und gleichzeitig sind sie immer wiederkehrend (nomothetischer Pol), weil die Arten des menschlichen Leidens ebenfalls universell sind, obwohl wir unzählige Besonderheiten bei Individuen und in verschiedenen Gesellschaften und Kulturen finden. Daher treffen wir bei der Untersuchung der Psychopathologie auf die typischen menschlichen Leidensweisen (z. B. bringt jede Depression bestimmte typische Erfahrungen, Seins- und Gefühlsweisen, bestimmte existenzielle und relationale Themen ins Spiel und neigt zu bestimmten typischen Entwicklungen, die bestimmte spezifische Unterstützung erfordern), die gleichzeitig bei jeder Patientin einzigartige und unwiederholbare Charakteristika haben. Aber im Grunde genommen ist diese Spannung zwischen Universalität und Singularität in jedem von uns und in jeder Art von menschlicher Erfahrung vorhanden. Diese Erfahrungen durch das Studium der Psychopathologie zu verstehen, erlaubt uns zuallererst, unser eigenes Leiden zu erkennen und das Leiden, dessen Träger wir selbst durch die Generationen sind. Dieses Bewusstsein ist grundlegend für die Arbeit als Therapeutin, zumal wir einen relationalen Ansatz verwenden, der uns persönlich in die Begegnung einbezieht.

Zum anderen ermöglicht sie das Erkennen und Unterscheiden der verschiedenen Ausdrucksformen des Leidens der Patientin, was wiederum wichtig ist für die Validierung ihres Erlebens *(»Ich verstehe, was Sie fühlen«)*, für das Aufspüren von Ressourcen, die für die Therapie benötigt werden *(»Ich verstehe, was in dieser Situation notwendig ist«)*, für die Einschätzung von Risiken *(»Ich verstehe, worüber ich mir Sorgen machen muss«)* und für die Ausrichtung der Behandlung *(»Ich verstehe, in welche Richtung wir gehen können«)*. Zu wissen, was es bedeutet, an einer Panikstörung, an einer Zwangsstörung oder an einer psychotischen Erfahrung zu leiden, welches die Themen sind, die mit der Störung verbunden sind, welches die Risiken und die Möglichkeiten sind, welches Netzwerk für die Behandlung aktiviert werden muss, welches die Ansatzpunkte für eine mögliche therapeutische Allianz und einen möglichen Bruch sind, welches die Richtungen und die therapeutischen Handlungswege sind und – last but not least – welches die Grenzen und die persönlichen Resonanzen der Therapeutin sind, ist eine unverzichtbare Unterstützung für eine gute klinische Praxis. Natürlich tritt all dies in der unwiederholbaren Einmaligkeit der Begegnung mit der Patientin in den Hintergrund, aber um in den Hintergrund zu treten, muss es erst einmal bewusste Gestalt geworden sein. Drittens unterstützt das Studium der Psychopathologie die Therapeutin bei der Suche nach dem Sinn des Leidens, das die Patientin mitbringt: Einer der Faktoren, die das Leiden der Patientin verstärken können, ist die Unfähigkeit der Therapeutin, das Leiden der Patientin als eine Erfahrung zu betrachten, die Sinn, Richtung und Bedeutung enthält. Das Leiden ist nämlich kein Selbstzweck, sondern eine prozesshafte Bewegung, die in einer Situation entsteht und die – durch Phasen der Transformation in der Beziehung – auf eine Entwicklung hin ausgerichtet ist. Die Psychopathologie unterstützt den Kliniker dabei, sich mit Bewusstheit und Aufmerksamkeit in die Gefilde des Leidens zu wagen, schärft seine Sensibilität und seine Fähigkeit, zu unterscheiden, was geschieht, und erlaubt ihm, die Metamorphose des Schmerzes zu erfassen und seine Transformationen in der klinischen Praxis zu unterstützen. In diesem Sinne ist sie ein grundlegendes Werkzeug für die psychotherapeutische und klinische Arbeit im Allgemeinen.

4. Gibt es unterschiedliche Psychopathologien?

Es gibt unterschiedliche Psychopathologien: Je nachdem, wie man den Menschen betrachtet und wie sehr man ihn reduziert, ergeben sich unterschiedliche Weisen, das Leiden zu konzeptualisieren. So kann man z. B. davon ausgehen, dass »psychische Krankheiten Krankheiten des Gehirns sind« (Griesinger 1861/2017) und somit psychisches Leiden auf eine Fehlfunktion des Gehirns und der Neurotransmitter zurückführen. Dieser Ansatz übersieht die Tatsache, dass »der Mensch nicht sein Gehirn ist« (Noë 2010) und neigt dazu, Ätiologie mit Pathogenese[5] zu verwechseln. Ein Gemeinplatz der letzten Jahrzehnte ist zum Beispiel, dass Depressionen durch einen Serotoninmangel auf synaptischer

5 Ätiologie ist die Lehre von den Ursachen einer Störung oder Krankheit; Pathogenese ist, wie die Störung oder Krankheit Gestalt annimmt.

Ebene verursacht werden und dass Antidepressiva den richtigen Serotoninspiegel im Gehirn wiederherstellen. Jenseits der ausführlichen Debatte über die Wirksamkeit von Antidepressiva (Kirsch 2009), die vor allem ein gravierendes diagnostisches Problem in diesem Bereich offenbart (Francesetti und Gecele 2015; Frances 2013), möchte ich auf den logischen Trugschluss dieser klinischen Argumentation hinweisen: Stellen Sie sich vor, Sie haben Zahnschmerzen, und durch die Einnahme von etwas Morphium verschwinden diese Schmerzen. Sie würden wahrscheinlich nicht zu dem Schluss kommen, dass die Ursache der Zahnschmerzen ein Morphinmangel ist, und Sie würden zum Zahnarzt gehen, um die Karies zu behandeln. Die Tatsache, dass man sich durch die Einnahme eines Medikaments besser fühlt, bedeutet nicht, dass der Mangel an dieser Substanz die Ursache des Unwohlseins ist (Ätiologie), sondern dass das Medikament wohltuend in den Prozess eingreift, in dem das Unwohlsein Gestalt annimmt (Pathogenese). Eine Psychopathologie, die das psychische Leiden auf eine zerebrale biochemische Veränderung reduziert, wird sicherlich nicht dazu angeregt, nach dem relationalen oder existenziellen Sinn des Leidens zu suchen, und riskiert auf diese Weise, zu dem Anteil des Leidens beizutragen, der dadurch entsteht, dass man den Sinn des Leidens nicht findet und bei dieser Suche allein und desorientiert ist. Diese Psychopathologie kann für die pharmakologische Forschung nützlich sein, vorausgesetzt, dass die symptomatologische Wirksamkeit und das kommerzielle Interesse nicht vergessen lassen, dass sie auf einer drastischen Reduzierung des Menschen beruht. Dies zu vergessen, birgt die Gefahr, die Wirksamkeit rein symptomatisch zu bewerten und dabei im weiteren Sinne die Lebensqualität und die evolutionäre Stoßrichtung des Leidens selbst aus den Augen zu verlieren. Die Tausende von Patienten, an denen die Frontal-Lobotomie in der zweiten Hälfte des 19. Jahrhunderts durchgeführt wurde, zeugen von den Verzerrungen, den ethischen Risiken und der Kurzsichtigkeit, zu der ein phrenologischer und symptomatologischer Reduktionismus führen kann. Eine phänomenologisch-gestalttherapeutische Psychopathologie betrachtet das Leiden als ein Phänomen, das nicht verstanden werden kann, indem man das Gehirn isoliert oder gar das Individuum: Das Leiden entsteht aus dem relationalen Feld, durch welches die Person gegangen ist, und es nun lebt und ausdrückt. Dazu gehört auch das Leiden früherer Generationen, deren Erinnerung auf relationale und biologische Weise in uns lebt. Darüber hinaus ist es ein Leiden, das nicht nur geistig, sondern zutiefst körperlich und ästhetisch[6] ist in dem Sinne, dass

6 Aisthesis bedeutet im Altgriechischen »Empfindung«, und daher ist Ästhetik Erkenntnis durch die Sinne (Baumgarten 1750/2009).

es die Wurzel unseres Fühlens durchdringt. Diese Psychopathologie gibt die Suche nach dem Sinn niemals auf, auch wenn dieser noch so hoffnungslos unfassbar erscheint. Minkovski berichtet, dass Jung ihm diese Anekdote erzählte: In der Klinik, in der er arbeitete, gab es seit vielen Jahren eine Frau, die mittlerweile alt war, von der alle klinischen und anamnestischen Informationen verloren gegangen waren, niemand wusste, warum sie in jungen Jahren in die psychiatrische Klinik gekommen war. Die Patientin hatte den Spitznamen »die Schusterin«, weil sie ständig ihren rechten Arm mit der typischen Geste der Schuster bewegte, wenn sie Nägel in ihre Schuhe schlagen. Irgendwann starb die Patientin, und ein entfernter Verwandter kam zur Beerdigung. Jung sprach ihn an und fragte ihn, ob er wisse, warum die Frau vor vielen Jahren ins Krankenhaus eingeliefert worden sei. Er antwortete:

> »Ich erinnere mich nicht mehr genau, aber es war nach einer Enttäuschung in der Liebe … ja, ich meine mich zu erinnern, dass sie von ihrem Verlobten verlassen worden war. Ein Schuster aus ihrem Dorf.«

Auch wenn niemand ihre scheinbar stereotype und bedeutungslose Geste verstand und jeder die Suche nach dem Sinn längst aufgegeben hatte, bewahrte und kommunizierte die »Schusterin« in dieser sich wiederholenden Bewegung einen wesentlichen Splitter ihres Lebens und ihres Leidens. In der Unbegreiflichkeit des Patienten begegnet man dessen Schwierigkeit zu kommunizieren und – spiegelbildlich – der Schwierigkeit des Klinikers zu verstehen.

5. Wie hängen Psychopathologie und Diagnose zusammen?

In den letzten Jahrzehnten lässt sich eine fortschreitende Verflachung der Psychopathologie im Hinblick auf die nosografische Diagnose (d. h. auf die Klassifikation psychischer Störungen) feststellen: Erstere hat sich zunehmend ausgedünnt, während letztere hypertroph geworden ist. Ein Beleg für diesen Prozess ist die Tatsache, dass das DSM, das diagnostische und statistische Handbuch, nach und nach auf fast 400 verschiedene diagnostische Kategorien angewachsen ist und immer mehr in der klinischen Praxis verwendet wird. Heutzutage wird das Studium der Psychopathologie oft mit dem Studium des DSM identifiziert. Dabei handelt es sich um ein weit verbreitetes Missverständnis, das zu *Fehlverhalten* in der klinischen Psychologie und Psychiatrie führt. Erschwerend kommt hinzu, dass es immer offensichtlicher und selbstverständlicher wird und die Menschen vergessen lässt, dass das DSM für statistische Zwecke (zur Verwendung bei der Auswahl für die militärische Rekrutierung) und nicht für klinische Zwecke geschaffen wurde. Eine solche Diagnose stimmt überhaupt nicht mit der Psychopathologie überein. Das Risiko besteht darin, dass den Studentinnen die Botschaft vermittelt wird, sie würden, sobald sie das DSM studiert haben, auch die Psychopathologie kennen. Dies ist ein Missverständnis mit schwerwiegenden Folgen, denn eine Klinikerin mit dieser Art von Ausbildung läuft Gefahr, sich nicht darüber bewusst zu sein, was sie alles nicht weiß. Und wenn sie keine therapeutische Selbsterfahrung vollzogen hat, kann sie die Diagnose als eine Abwehr benutzen, um nicht mit ihrem eigenen Leiden in Berührung zu kommen. Das bedeutet, dass die Patientin genau dort allein gelassen wird, wo sie verstanden werden muss, und, was noch viel schlimmer ist, dass der Leidensdruck, den die Behandlerin in die Sitzung einbringt, ohne Bewusstheit auf die Patientin selbst fällt. Doch schon Jaspers bekräftigte, dass die Diagnose die letzte Sorge des Psychopathologen ist. Die Diagnose ist ein Akt der Erkenntnis *(Gnosis)* durch ein Medium *(Dia)*. Es ist ein komplexer und sehr wichtiger Vorgang. Es gibt verschiedene Arten von Diagnosen, und eine grundlegende Unterscheidung für eine phänomenologisch- und gestaltorientierte Klinikerin ist die zwischen extrinsischer und intrinsischer Diagnose (Francesetti und Gecele 2009). Die erste erfolgt durch einen Vergleich zwischen einem externen Kategoriensystem (z. B. dem DSM, dem ICD, aber auch Jungs psychologischen Typen, bioenergetischen Charakterstrukturen usw.) und dem, was ich beobachte: Wenn das, was ich beobachte, dem entspricht, was in der Kategorie »Panikstörung« aufgeführt ist, kann ich sagen, dass meine Patientin an dieser Störung leidet. Es ist offensichtlich, dass es für mich ausreicht, die 13 *Items* zu kennen, die eine Diagnose der Panikattacke ausmachen, um diese Diagnose vorzunehmen. Wenn das, was ich beobachte, einer der Kategorien des Systems entspricht, habe ich eine Diagnose gestellt, mehr ist nicht erforderlich, und ich kann zur Anwendung des für diese Box vorgesehenen therapeutischen Protokolls übergehen.

Einige wichtige Dinge sind in diesem Prozess nicht unbedingt erforderlich:

1) die Verwendung von sensorischen und präreflexiven diagnostischen Elementen durch die Klinikerin,

2) die Erforschung des subjektiven Erlebens und Funktionierens der Patientin,

3) die Geschichte und der Kontext der Patientin,

4) die Aufmerksamkeit, das zu bemerken, was nicht in die diagnostische Kategorie passt, einschließlich der Ressourcen,

5) die Suche nach dem Sinn im Symptom,
6) die Art und Weise, wie relationale Elemente im Hier und Jetzt auftauchen, und
7) der Beitrag der Therapeutin zur Diagnose selbst.

Die extrinsische Diagnose ist ein grundlegendes und unverzichtbares Werkzeug für die Klinikerin, wobei es wichtig ist, dass sie deren Grenzen kennt und weiß, wie sie sie zur Unterstützung der Therapie einsetzen kann (Francesetti und Gecele 2009; Lingiardi 2018). Unter den verschiedenen Einschränkungen ist hervorzuheben, dass die Diagnose ein Mittel sein kann, ein relationales oder sogar soziales Phänomen nur der Patientin zuzuschreiben. Zum Beispiel kann die Diagnose einer *endogenen* Depression sowohl auf die Abwesenheit eines Sinns für das Leiden auf Seiten der Patientin hinweisen als auch auf die Unfähigkeit der Klinikerin, diesen Sinn zu erfassen. Oder dass die Diagnose von Angst- und Panikstörungen, die heute in der Präadoleszenz und Adoleszenz so häufig gestellt wird, übersehen lässt, dass es sich dabei um individuelle Ausdrucksformen eines sozialen Feldes handelt, in dem die Überexposition von Kindern gegenüber der Welt allgegenwärtig, ungefiltert und normalisiert ist. Wenn die soziale Überforderung, die Angst verursacht, normalisiert wird, dann werden die Jugendlichen, die ein Unwohlsein verspüren, leicht als pathologisch eingestuft, mit allen Konsequenzen, die das mit sich bringt: Scham, Unzulänglichkeit, Rückzug, Entwertung von Erfahrungen, und das in einer entscheidenden Phase des Wachstums und der Ausbildung ihrer Persönlichkeit.

Die zweite Art der Diagnose, die ästhetische oder intrinsische, ist ein sensorisches und präreflexives Wissen über das, was im Kontakt mit der Patientin geschieht. Sie basiert auf der Fähigkeit, das Geschehen ausgehend von den von der Gestaltpsychologie beschriebenen ästhetischen Qualitäten sensorisch zu unterscheiden, ohne es mit äußeren Parametern und Klassifizierungen vergleichen zu müssen. Es ist eine unmittelbare, sensorische, atmosphärische, präverbale Bewertung. Die Therapeutin orientiert sich, indem sie das zu erfassen sucht, was in der Situation auftaucht, und ist bereit, allem, was sie fühlen kann, einen Wert zu geben. Sie wählt nicht aus, was sie fühlt, sondern diese Gefühle entstehen als Pathos (Waldenfels 2006; Francesetti 2019a, 2019b), sind also erlitten aus einer Dimension, die prädualistisch ist, dort, wo die Pole der Subjektivität und Objektivität noch nicht definiert und differenziert sind. Daraus können Erfahrungen auftauchen, die fein auf die Patientin abgestimmt sind und sie empathisch begleiten. Es können aber auch disharmonische, unerwartete, seltsame, abweichende, störende, deplatzierte Resonanzen auftreten. Es kann sein, dass die Therapeutin etwas hört, was sie lieber nicht hören möchte, z. B. der Patient erzählt etwas Schmerzhaftes und sie reagiert gereizt oder langweilt sich. Das, was im griechischen *atopòn* – also fehl am Platz – empfunden wird, ist eine sehr wichtige Resonanz, weil es oft die Art und Weise ist, in der ein unformulierter (also nicht durchlebter und daher dissoziierter) Teil der Erfahrung einen Weg findet aufzutauchen. Wenn etwas nicht zum Vorschein kommen konnte, weil es in vergangenen Erfahrungen beiseite geschoben wurde, kann es nur mit der affektiven Tonalität des Deplatzierten auftreten. Diese Resonanzen sind von großem Wert, weil sie – wie wir später sehen werden – oft der Dreh- und Angelpunkt der Veränderung im laufenden therapeutischen Prozess sind.

Im Gegensatz zur Diagnose ist die phänomenologisch-gestalttherapeutische Psychopathologie das Studium des Leidens der Person und ihrer Geschichte, verkörpert und kontextualisiert, der Art und Weise, wie sie diese lebt, der spezifischen Nuancen und Unterschiede zu anderen ähnlichen Erfahrungen; der Themen und der existenziellen Bedeutungen, die sie ans Licht bringt; der Art und Weise, wie das Leiden in der Begegnung auftaucht, was impliziert, dass es auch das Studium der Art und Weise ist, wie die Klinikerin zu seinem Auftauchen beiträgt; der Bedeutung und des relationalen Rufes, den es einschließt und bewahrt, der Intentionalität des Kontakts, den es der Therapeutin vermittelt. Psychopathologie erfordert jedes Mal eine neue Reise, die niemals in einem Etikett zusammengefasst werden kann, immer wieder neu erfunden werden muss, nie damit aufhört zu hinterfragen, nie abgeschlossen ist. In der Psychopathologie sind wir immer Anfänger (Callieri 2001). So ist die Psychopathologie eine fundamentale Unterstützung für die extrinsische nosographische Diagnose; die phänomenologisch-gestalttherapeutische Psychopathologie wiederum ist eine Stütze für die intrinsische Diagnose, indem sie die Therapeutin darin schult, die Landschaften, in denen sie sich Schritt für Schritt mit den Patienten wiederfindet, zu spüren und zu erkennen.

6. Was sind die Besonderheiten der phänomenologisch-gestalttherapeutischen Psychopathologie?

Man kann das, was in der Sitzung passiert, aus einer individualistischen Perspektive betrachten, indem man den Geist als ein Attribut der Person betrachtet (mono-personale Perspektive). In dieser Perspektive wird das Leiden meist als eine mehr oder weniger fehlerhafte Funktionsweise des Patienten und die

Therapie als die Korrektur dieser Fehlfunktion durch einen Experten betrachtet. Dies ist die charakteristische Perspektive des medizinischen Modells.

Oder wir können den Geist als einen Prozess betrachten, der aus der Interaktion zwischen zwei oder mehreren Personen entsteht, wie es die Gestaltpsychotherapie (Perls et al. 1951/2002) und die systemische Therapie (Bateson 1987) seit ihren Anfängen getan haben und die Psychoanalyse später, beginnend mit der interpersonellen Psychoanalyse von Sullivan (1953)[7] und dann nach der relationalen Wende (Greenberg und Mitchell 1983; The Boston Change Process Study Group 2012; Lingiardi et al. 2011). Wir können dieses Modell als »bi-personal« bezeichnen, oder als »Ko-Kreation«, je nachdem, wie sehr der Aspekt der gegenseitigen Ko-Kreation hervorgehoben wird. In diesem Fall wird das Leiden als eine Folge der mehr oder weniger dysfunktionalen Interaktionsweise der Subjekte angesehen. In der Therapie ist der Therapeut dabei involvierter als im mono-personalen Modell, er bringt sich selbst ins Spiel, da aus der Interaktion mit dem Patienten sowohl eine neue dysfunktionale Art der Begegnung entstehen kann (und damit die Gefahr der Retraumatisierung besteht) als auch eine solche, die heilt, wiederherstellt, neue Wege und neues Lernen ins Spiel bringt, um in Kontakt zu kommen.

Ein drittes Paradigma, das seit seinen Ursprüngen in der Theorie der Gestalttherapie präsent ist, können wir als Feldparadigma bezeichnen (Robine 2004, 2008; Vázquez Bandín 2014; Cavaleri 2010; Francesetti 2019b; Francesetti und Griffero 2019; Roubal 2019). Obwohl sie nicht exklusiv für die Gestaltpsychotherapie ist – sie hat zum Beispiel eine starke Entwicklung in der Psychoanalyse erfahren (Stern D. B. 2013a, 2013b) – ist die Feldtheorie in diesem Ansatz dennoch ein zentrales theoretisches Konstrukt und wurde ausführlich entwickelt, um die situativen Elemente der Sitzung, aber auch die sozialen und kulturellen Dimensionen von Psychopathologie und Therapie zu untersuchen. In dieser Perspektive betrachten wir das Leiden als ein emergentes Phänomen in der therapeutischen Situation und die Therapie als einen Prozess, der nicht nur von Patient und Therapeut miterschaffen wird, sondern auch von der Situation, die – letztlich und auf zirkuläre Weise – beide erschafft. Es gibt kein abstraktes Leiden, sondern das einzige Leiden, dem der Therapeut begegnet, ist dasjenige, das in der therapeutischen Situation auftaucht mit all den Möglichkeiten und

7 Anm. d. Hg.: Den ersten Anstoß für eine relationale Psychotherapie aus der Psychoanalyse heraus gaben bereits seit den 1920er Jahren die Veröffentlichungen von Hans Trüb, eines Freundes von Martin Buber und Schülers von C. G. Jung. Laura Perls hat stets die Bedeutung seines Ansatzes für ihre therapeutische Arbeit hervorgehoben; vgl. Trüb 1951/2015; Trüb 2019..

Begrenzungen, die diese bereits mit sich bringt. Therapeut und Patient gehen aus der Situation hervor, ihr Selbst geht aus dem »Es« und der »Persönlichkeit« der Situation hervor (Robine 2004). In dieser Perspektive kommt die Veränderung nicht aus der Expertise des Therapeuten, um auf die Prozesse des Patienten einzuwirken; sie kommt auch nicht aus der aktiven, ko-kreativen Zusammenarbeit von Patient und Therapeut; stattdessen steht der Therapeut »im Dienst« der Kräfte, die im Feld entstehen und spielen, und seine Kompetenz besteht darin, diese Kräfte, die ihn bewegen, zu unterstützen, um die Transformationen zu bewirken, zu denen sie bereits tendieren (Roubal und Francesetti 2020).

Es handelt sich um ein phänomenologisches Paradigma, in dem das Subjekt und – reziprok – das Objekt aus einem undifferenzierten prä-dualistischen, pathischen, atmosphärischen, verkörperten Hintergrund (Francesetti 2019a, 2019b) hervorgehen, aus etwas, das beiden vorausgeht und sie bewegt. Gerade in diesem »Bewegt-Sein«, in diesem *pathòs*, begegnet man dem Leiden: einem Leiden, das zu einer neuen Form tendiert – es ist intentional, das heißt, es hat *intrinsische Spannungen* – und diese Tendenz lenkt die Transformationen in der Therapie. Sie stützt sich auch auf die Gestaltpsychologie (Metzger 1941; Ash 2004), die hervorgehoben hat, dass bei Wahrnehmungsprozessen die Figur eines von einem Objekt getrennten Subjekts das Ergebnis einer Elaboration ist, die von einem undifferenzierten, vagen und verworrenen Ursprung ausgeht und sich allmählich auf der Grundlage von intrinsischen und ästhetischen Kriterien definiert. Schließlich basiert sie auf einer existenzialistischen Anthropologie, in der der Mensch in der Situation, in der er sich befindet, erschaffen wird (Sartre 1946/1950). Es gibt keine essenzielle menschliche Natur, die a priori gut oder schlecht vorgegeben ist, sondern sie entsteht im Hier und Jetzt, mit den Grenzen, dem Potential und den Entscheidungen dieses Lebensmoments. Es ist also eine Psychopathologie des Feldes, situativ, verkörpert, intentional, ästhetisch, erfahrungsbezogen und existenziell. Diese Konzeption des Selbst steht auch im Einklang mit den Ergebnissen der jüngsten neurowissenschaftlichen (Damasio 2011; Gallese 2006a, 2006b; Gallese et al. 2007; Rizzolatti und Sinigaglia 2008), psychosozialen (Zimbardo 2008) und psychopathologischen (Zahavi 2017) Forschung.

Eine solche Psychopathologie schaut darauf, wie ein Erleben, z. B. ein depressives, im Hier und Jetzt der Situation entsteht; sie interessiert sich dafür, was der Patient erlebt, was der Therapeut erlebt, was zwischen ihnen und um sie herum entsteht; welche Atmosphäre sie schaffen und wie diese sie erschafft; sie interessiert sich dafür, welche Themen zirkulieren, wie diese dazu neigen, sich zu wiederholen oder sich zu verändern. Es ist eine Erkundung der Landschaften des Leidens und der Frage, wie man sie bewohnen und kultivieren kann, um in ihnen voll existent und präsent zu sein und auf diese Weise von ihnen transformiert zu werden. Das Leiden ist nicht abstrakt erfassbar, es taucht spürbar im Hier und Jetzt der Sitzung auf, drängt Therapeut und Patient, es zu aktualisieren, es in die Tat umzusetzen. Diese Konzeption der Feldtheorie liest auftauchende psychopathologische Phänomene als Aktualisierungen im Hier und Jetzt, nicht als ein Ereignis innerhalb des Patienten. Die psychoanalytische Theorie des *enactments* (Jacobs 1986) kommt dieser Konzeption in gewisser Weise nahe, allerdings bleibt sie mehr auf Verhaltensphänomene und eine Art Reaktion des Therapeuten auf den Patienten beschränkt, während im Konzept der Aktualisierung das erwartete und willkommene »Hervortreten« enthalten ist – durch das Geschehen beidseitigen Erfahrens – nämlich dann, wenn es erlitten wird und nach Veränderung ruft. Der Mensch existiert, ist hier ein transitives Verb (Limone 2020).

7. Was ist psychopathologisches Leiden?

Leiden (italienisch »soffrire«, Anm. d. Übers.) ist ein Wort, das aus dem Lateinischen kommt, »sufferre«, was soviel bedeutet wie »etwas auf sich tragen«. Der leidende Patient ist also ein Mensch, der dem Therapeuten etwas mitbringt. Aber was? Um zu verstehen, was er mitbringt, muss man von dem ausgehen, was es bedeutet »eine Erfahrung zu machen« (*esperire* im italienischen Original, vgl. *to experience* im Englischen; Anm. d. Übers.): Es handelt sich um einen komplexen Prozess, der einen Anfang, einen Übergang (Durchquerung) bis hin zu einem Abschluss hat. Etymologisch kommt »esperire« von der indogermanischen Wurzel *per* – (aus der sich das griechische peira und das lateinische *empeirìa* ableiten), was »durchgehen« bedeutet. Experte ist derjenige, der durch etwas hindurchgegangen ist. Die Gestaltpsychotherapie hat den Prozess des Erfahrens analysiert und sich dabei auf die Abfolge des Kontakts konzentriert: von der Erregung der Begegnung mit dem Neuen bis hin zur Assimilation, die zum Wachstum führt. Erfahrungen zu machen erfordert eine Dekonstruktion dessen, was einem begegnet, und eine Neukonfiguration desjenigen, der die Erfahrung macht, der die Neuheit, die ihm begegnet, integriert, indem er sich von ihr verwandeln lässt. Am Ende wird die Erfahrung assimiliert (vom lateinischen *ad-similare*, d.h. sie ist Teil des Selbst geworden), sie wird zu einem Teil des Gedächtnisses, der abgerufen werden kann, wenn dies relevant und sachdienlich ist – entweder weil sie weiter dekonstruiert und durch die angetroffene »neuartige Neuheit« modifiziert werden muss, oder weil sie eine

Unterstützung sein kann, um einer neuen Erfahrung zu begegnen. Wenn die Erfahrung assimiliert ist, hat sie eine klare Form und kann mentalisiert und hinreichend verbalisiert werden; selbst mit allen Einschränkungen der Sprache wird sie zur »Persönlichkeit«, d. h. zur (mehr oder weniger verbalisierbaren) Erinnerung des Selbst. Die Erfahrung wird an diesem Punkt zur Vergangenheit: das heißt, sie ist durchschritten, sie ist nicht mehr hier und jetzt, und sie kann erinnert werden [Der Autor verwendet hier zwei im Italienischen mögliche Worte für Erinnern: *ricordare* – (das heißt, ins Herz zurücklegen) und *rimembrare* – (das heißt, in die Gliedmaßen, in den Körper zurücklegen) Anm. d. Übers.], ohne dass sie in die Gegenwart zurückkehrt (das heißt, ohne ein Flashback zu sein). Dieser Prozess ist in der Gestaltpsychotherapie so wichtig, dass die Themen *Neuheit, Erregung, Assimilation und Wachstum* im Grundlagentext dieses Ansatzes zentral sind (Perls et al. 1951/2002). Damit dieser Prozess stattfinden kann, brauchen wir ausreichend Unterstützung, und zwar auf allen Ebenen: Luft, die uns atmen lässt und uns Energie gibt; ein Wachzustand, der ausreicht, um der Neuheit zu begegnen; ein ausreichendes Vertrauen, um sich ihr zu nähern; eine körperliche Sensibilität, um das Neue aufzunehmen; einen *Boden*, der ausreicht, um es zu halten, und der gespeist ist von vergangenen oder gegenwärtigen Erfahrungen; das Vorhandensein eines unterstützenden Umfeldes, das Aufmerksamkeit schenkt, wahrnimmt, anerkennt, mit unserem Erleben mitschwingt. Wie Laura Posner Perls (1989) feststellte, sind Unterstützungsfunktionen für den Kontaktprozess notwendig. Wenn diese nicht ausreichen, kann die Erfahrung nicht gemacht werden. Wenn sie nicht durchschritten, und damit abgeschlossen und assimiliert werden kann, verbleibt sie als etwas Offenes, das noch auf einen Abschluss wartet (die berühmten »unvollendeten Geschäfte« der Gestaltpsychotherapie). Insbesondere, wenn wir nicht genug Unterstützung haben, um uns einer Situation zu stellen, brauchen wir jemanden, der diese Unterstützung anbietet; aber wenn dieser Jemand nicht da ist, oder wenn er/sie sogar die Ursache dafür ist, dass die Situation nicht zu bewältigen ist, können wir weder durch die Erfahrung gehen, noch sie assimilieren. Was bleibt, ist eine offene, unfertige Erinnerung, ein mehr oder weniger chaotisches Puzzle von Sinneseindrücken, die weder eine Form noch eine Formulierung haben, nicht erzählbar, integrierbar oder zugänglich sind. Wir können das als Proto-Erfahrung bezeichnen. Diese bleibt getrennt von der Persönlichkeitsfunktion des Selbst (d. h. sie ist nicht vollständig Teil von mir, es bleiben undefinierte und unintegrierte Fragmente), und sie bleibt im leiblichen Hintergrund, der Es-Funktion, als offene, unruhige und unklare Spannung. Um im Leben voranzukommen, ohne in diesem Gegenwärtigen gefangen zu sein, das nicht Vergangenheit werden kann, greift ein System ein, das diese Sinnesspuren beiseite schiebt, sie dissoziiert. Diese werden zu nicht zugänglichen Ressourcen in unserem Leben und manifestieren sich im Prozess der Kontaktaufnahme als sensorisch unzugängliche Stellen. Die Folge ist, dass die betreffende Person dann, wenn das Leben sie in die Nähe dieser Spuren bringt, nicht in der Lage ist, vollständig präsent zu sein, weil sie sich entweder desensibilisieren wird, um das Unbehagen dieser fragmentierten Spuren nicht zu spüren, oder in diese Spuren hineinfallen wird, die dann im Jetzt gegenwärtig werden – wodurch sie die Gegenwart der aktuellen Situation verliert. In beiden Fällen wird die Person weniger anwesend sein. Eine nicht assimilierbare Proto-Erfahrung wird also mit sich getragen als eine Abwesenheit im Kontakt. Sie ist ein Punkt, an dem die Person weniger lebendig, weniger sensibel, weniger kreativ, weniger existent, weniger präsent ist. Das Leiden, d.h. die Art und Weise, wie man das, was man nicht assimiliert hat, mit sich trägt, ist also Abwesenheit. Es ist eine Abwesenheit und gleichzeitig eine Treue zu dem, was einem begegnet ist. Diese Abwesenheit, das sollte aus vorliegender Beschreibung klar hervorgehen, ist nicht das Verschleiern von etwas Verborgenem, das bereits gut geformt und formuliert ist, wie in der Verdrängungstheorie des frühen Freud (Stern D.B. 2015). Es ist etwas, das noch keine Form gefunden hat, denn diese entsteht erst durch die Assimilation, die hier per definitionem nicht stattfinden konnte. Die Abwesenheit ist also die Anwesenheit von etwas, das noch keine Form hat, und das sich zurückhält, ins Kontaktgeschehen einzutreten, weil es vom Kontakt dissoziiert ist, und wenn es dort ankäme, würde es von der Gegenwart wegführen. Es ist eine Vergangenheit, die, da sie nicht vergangen ist, zur Gegenwart wird. Wir können sagen, dass die Abwesenheit ein Affekt ist, der die »fleischliche«[8] Leiblichkeit des Anderen braucht, um zum Vorschein zu kommen. Es handelt sich um eine Sackgasse, die die Patientin erleidet (nicht wählt) und die sie per

---

8 Anm.d. Hg.: D.h. der spürende Leib des Therapeuten. Der Begriff des »Fleisches« (frz. chair) im Spätwerk Merleau-Pontys beschreibt die Einheit des Wahrnehmenden und des Wahrgenommenen. »Chair« ist nicht objektiver Körper, sondern das »Sinnliche im doppelten Sinne des Empfundenen und des Empfindenden« – (Merleau-Ponty 1964a, 326, zit. n. Alloa 2019, 44), der »Umschlagspunkt, an dem sich Innen und Außen in ihr Gegenteil verkehren«. Im Spätwerk vollzieht sich eine ontologische Wende, weg von der »Fokussierung auf das Körpererleben und die Hinwendung zu sämtlichen Ausdrucksphänomenen, die in der Welt stattfinden, noch bevor wir sie erzeugen könnten, die Merleau-Ponty den Übergang zu einer Ontologie des Fleisches ermöglichte. Indem eine laterale Verschiebung stattfindet hin zu Rändern, an denen das Unerwartete entsteht, vermag diese neue Phänomenologie des Ausdrucksgeschehens auch einen Raum freizugeben, der sich weniger in als *zwischen* den Körpern befindet, einen Zwischenraum, der von nun an als *»chair«* bezeichnet werden soll. (Alloa ebd., 44f.) »In diesem Sinne ist das Fleisch bei Merleau-Ponty weniger Boden als vielmehr Medium, ähnlich wie bereits Aristoteles das Fleisch *(sarx)* vom Berührungsorgan *(aisthetherion)* in ein Berührungsmedium *(metaxy)* verwandelt hatte (Alloa 2011, 129–131).« (Alloa 2019, 50)

definitionem nicht aus eigener Kraft überwinden kann. Was dissoziiert wurde, weil die Unterstützung fehlte, um es zu bewältigen und eine Desintegration des Selbst zu vermeiden, kann offensichtlich nicht von alleine durchlebt werden. Es ist notwendig, dass ein anderer sein eigenes Fleisch zur Verfügung stellt, um das *Ungeformte* in die Gegenwart kommen zu lassen, es ist notwendig, dass jemand anwesend und verfügbar ist, um zu fühlen, was nicht gefühlt wird – weil es nicht fühlbar ist. Das Leiden ist also eine Abwesenheit, die ein anderes Fleisch, ein verkörpertes Wesen sucht, um ans Licht zu kommen und die Spuren der nicht durchlebten Erfahrung zu durchqueren, um sie zu assimilieren. Die Anwesenheit der Therapeutin gegenüber der auftauchenden Abwesenheit, lässt die Abwesenheit präsent werden und somit ist die Abwesenheit nicht mehr abwesend. Die Abwesenheit hat eine intrinsische Bewegung, sie ist suchend, sie ist gewollt: sie neigt dazu, mit einer Bewegung des Weggehens präsent zu werden. In diesem Ausleihen des eigenen Fleisches, um zu gebären und Form zu geben, ist der Beitrag der Therapeutin einzigartig: ihre Anwesenheit, ihr Fleisch, sind einzig und unwiederholbar und die Art und Weise, Erfahrung zu gestalten und zu assimilieren, wird ebenfalls einmalig sein.

Diese Perspektive hilft uns, den existenziellen Schmerz klar von der Psychopathologie zu unterscheiden (Salonia 2004): Das Erleben von Schmerz ist keine Psychopathologie, im Gegenteil, es ist die Unfähigkeit, Schmerz zu erleben, was die Psychopathologie ausmacht. Wir können sagen, dass die Psychopathologie die Folge von nicht durchlebten Proto-Erfahrungen ist, die Art und Weise, wie man diese möglichst unbeschwerlich mit sich trägt. Oft handelte es sich bei dem, was nicht durchlebbar war, um einen Schmerz. So ist beispielsweise der Schmerz der Trauer ein Zeichen der Anwesenheit, während die Unmöglichkeit, ihn zu spüren, ein Zeichen der Abwesenheit ist. Verlust, Tod, sind Teil des Lebens und können zu einem psychopathologischen Leiden führen, wenn es nicht die relationale und existenzielle Unterstützung gibt, um sie zu durchleben und zu verarbeiten. Natürlich reicht manchmal ein ganzes Leben nicht aus, aber das ist ein Teil der existenziellen Beschränkungen und wiederum keine Psychopathologie. Es sind nicht nur schmerzhafte Erfahrungen, die unüberwindbar sind: auch Freude oder Vergnügen können nicht assimiliert werden, wenn sie nicht innerhalb einer Beziehung unterstützt sind, die sie anerkennt, wertschätzt und Grenzen respektiert. Wenn ein Kind in einer Atmosphäre ständiger Trauer lebt, wird es lernen, sich nicht zu freuen, das heißt, sein Körper wird keine Freude empfinden. Oder es erlebt Vergnügen in missbräuchlichen Situationen: Dieses Vergnügen wird kaum als solches assimiliert werden, da es mit anderen unausformulierten Erlebnissen in einer Erfahrung vermischt ist, in der seine

Grenzen nicht respektiert werden. Oder in einem depressiven Familienfeld wiederum kann sich eine Persönlichkeit herausbilden, die nur Freude und Unterstützung für andere hervorbringen kann, während sie nicht in der Lage ist, die eigenen Erfahrungen von Traurigkeit und Not auszugestalten.

Der erlebte Beziehungskontext – das *Wie* der Anwesenheit des Anderen – beeinflusst also unsere Möglichkeiten, Erfahrungen zu durchlaufen und zu assimilieren. Dies gilt in jedem Moment des Lebens und insbesondere in den ersten Jahren, wenn das Nervensystem sehr plastisch und formbar ist. Diese Formbarkeit hängt jedoch nicht nur von biologischen, sondern auch von sozialen Bedingungen ab: Jeder Kontext begünstigt bestimmte Ausformungen der Persönlichkeit und behindert andere (Gecele 2016). Es gibt also immer einen impliziten, für die Betroffenen meist unsichtbaren sozialen Druck, der das Durchleben bestimmter Erfahrungen unterstützt und anderer nicht. Folglich begünstigt jedes soziale Feld die Entstehung bestimmter Persönlichkeitsformen: Sie sind die Art und Weise, wie das Unformulierte zu dem wird, was man mit sich trägt. Die Persönlichkeitsstörungen, die klinisch relevant werden, sind die übermäßig starken und rigiden Formen dieser Modi, die Proto-Erfahrungen zu tragen, während die sozial akzeptierten oder bevorzugten Modi unsichtbar und weit verbreitet bleiben. Die Persönlichkeit und ihre Störungen sind also die Art und Weise, wie man die Proto-Erfahrungen mit sich herumträgt. Sie sind der Hintergrund, vor dem die verschiedenen Störungsformen Gestalt annehmen. Diese Beobachtung ist grundlegend, weil in der klinischen Arbeit der Hintergrund der Persönlichkeit oft wichtiger ist als die spezifische Symptomatik, die im Vordergrund steht. Tatsächlich ist der Hintergrund meist ich-synton so dass die Patientin nicht darüber klagt, während die Symptome ich-dyston sind und deshalb dazu neigen, aufzufallen und die Aufmerksamkeit des Klinikers auf sich zu ziehen. Aber wenn man den persönlichen Hintergrund nicht berücksichtigt, kann es oft sehr schwierig sein, an der Symptomatik zu arbeiten, über die die Patientin klagt. Persönlichkeitsstörungen sind also die sich wiederholende, starre und ich-syntone Art und Weise, in der wir unsere Abwesenheiten mit uns tragen.

8. Wie ist der Zusammenhang zwischen persönlicher Geschichte und psychopathologischem Leiden?

Aus dem oben Gesagten wird die Beziehung zwischen gelebter Geschichte und den Formen des Leidens deutlich: Es sind Formen der Abwesenheit, die es erlauben, das Unformulierte mit sich zu tragen, ohne dass es ständig präsent ist. Das Nicht-Erlebbare wird in Symptom- oder Persönlichkeitsformen übergeführt, die es erlauben, sich von ihm zu dissoziieren: Symptome und Persönlichkeitsformen sind das Ergebnis dieses Prozesses. Betrachten wir nun die Geschichten, die sich unserer Assimilierungsfähigkeit entziehen und deshalb als Leiden und Störungen eingebracht werden. Jede Situation, die es nicht erlaubt, dass ein Erlebnis in einer Beziehung auftaucht und bei seiner Assimilation unterstützt wird, liegt an der Wurzel des psychopathologischen Problems. Dazu gehören sicherlich traumatische Erfahrungen, sowohl solche von Gewalt (z. B. Misshandlung und sexuelle Gewalt), Missbrauch (relational und sexuell) und Vernachlässigung (Bromberg 2007; Mucci 2014; Van der Kolk 2015). Ein Trauma ist per Definition eine Erfahrung, die nicht überwindbar ist: Etymologisch kommt es aus dem Lateinischen und bedeutet »Wunde«, was wiederum vom Sanskrit *tarami* abgeleitet ist und »durchbohren« bedeutet. Während die Erfahrung ein Durchqueren ist, ist das Trauma ein Durchquert-, Durchbohrt-, Durchlöchert-Werden. Es ist ein Ereignis, das ein Loch hinterlässt, eine Leere, die nicht assimiliert werden kann, und die nicht nur von der Intensität des Ereignisses abhängt, sondern auch vom Vorhandensein oder Fehlen von Beziehungsunterstützung, um es durchzustehen. Da das Trauma nicht assimiliert werden kann, erzeugt es in erster Linie *Hyperarousal*, d. h. das Fortbestehen eines hohen Aktivierungs- oder Alarmniveaus, das der erlebten traumatischen Situation angemessen ist, aber nicht den nachfolgenden Momenten. Die Zeit des Traumas ist weder eine chronologische Zeit noch die Zeit der gegenwärtigen Beziehung: Es ist eine Zeit, die auf den Moment des Traumas fixiert bleibt, eine ewige Gegenwart. Wo es ein Trauma gibt, gibt es das Herausfallen aus dem Fluss der Zeit (Grossman 2013). Zweitens erzeugt das Trauma in der Tat Dissoziation,[9] d. h. das Freisetzen und ins Spiel-Bringen der Erfahrung ohne die dazugehörige Assimilation, so dass sie entweder unzugänglich ist oder, wenn sie auftaucht, die gegenwärtige Situation in diese traumatische Erfahrung hineinsaugt. Die chronologische, nicht assimilierte Vergangenheit wird zur gelebten Gegenwart. Beziehungstraumata, bei denen der Verursacher der Gewalt oder des Missbrauchs eine Person ist, sind viel schwieriger zu assimilieren als naturbedingte Traumata (Unfälle oder Naturka-

9 Der Begriff Dissoziation wird hier im Sinne einer Abschottung verwendet: Das Erlebnis integriert sich nicht in das zeitliche und räumliche Gefüge der Persönlichkeit und bleibt von ihr getrennt. Sie wird auch als sekundäre Dissoziation bezeichnet, um sie von der primären Dissoziation abzugrenzen, die sich stattdessen auf die Desintegration des Selbst bezieht, ein Phänomen, das in unterschiedlicher Weise zu Borderline- und psychotischen Erfahrungen gehört (Meares 2014).

tastrophen), weil sie genau das Beziehungsgewebe treffen, das für die Assimilation von Erfahrungen notwendig ist. Ein Trauma ist meist von Scham- und Schuldgefühlen umgeben und abgeschottet, was den Zugang zu ihnen und den Austausch über sie erschwert. Die Dissoziation bildet zusammen mit Scham und Schuld die Barriere des Schweigens: und durch das Schweigen wird das Trauma an die nachfolgenden Generationen weitergegeben (siehe das Kapitel über transgenerationale Übertragung). Zum Schweigen trägt auch noch ein weiteres Phänomen bei, nämlich dann, wenn Traumata ganze Epochen oder Generationen betreffen, also wenn es sich um gesamtgesellschaftliche Traumata handelt: In diesen Fällen werden traumatische Erfahrungen normal und hören auf, als solche sichtbar zu sein. Eine russische Kollegin erzählte mir und meiner Übersetzerin, wie ihr Urgroßvater, ein führendes Mitglied der sowjetischen Streitkräfte, von Stalin ermordet wurde und seine kleinen Kinder auf Waisenhäuser in den vier Himmelsrichtungen Russlands verstreut wurden. Die Übersetzerin kommentierte: »Das ist schrecklich«, und die Kollegin erwiderte: »Es ist nicht schrecklich, es ist nur unsere russische Geschichte.« Es ist sehr wichtig, darauf hinzuweisen, dass ein Trauma an sich keine Psychopathologie ist: Schmerzerfahrungen sind Teil unseres Lebens, seit dem Verlassen des irdischen Paradieses, seit wir unter Schmerzen gebären und schwitzen, um unser Brot zu verdienen. Und es gibt kein Zurück mehr, die Engel Cherubim versperren den Weg mit ihren Feuerspeeren. Psychopathologie hingegen ist die Abwesenheit, die auf die fehlende Verarbeitung der Traumata folgt. Die Psychotraumatologie erlebt heute eine wichtige Wiederbelebung, nachdem sie viele Jahre lang vernachlässigt worden war. Zu Beginn seiner Studien dachte Freud an einen verdrängten traumatischen Ursprung psychopathologischer Symptome, doch dann, aus verschiedenen Gründen (die Opposition des medizinischen Establishments, die Unmöglichkeit, die rigide Wiener Gesellschaft zu kritisieren, der Verzicht, die weibliche Sexualität weiter zu erforschen, vgl. Lisi 2019), war er der Ansicht, dass die berichteten Traumata im Allgemeinen nicht real, sondern phantasmatisch seien und einen inneren Konflikt des Patienten offenbarten. So entstand die Theorie der Genese einer Psychopathologie aus einem unbewussten Konflikt zwischen den Trieben des Es und den Verboten des Über-Ichs (Eagle 2011). Natürlich entsprach diese Lesart der damaligen Gesellschaft, in der es in der Tat einen klaren Konflikt zwischen individuellen Trieben und sozialen Normen gab, und Freuds Begrenztheit bestand darin, eine solche Theorie als allgemeine, vom Kontext unabhängige Theorie zu betrachten (Salonia 2019). Dieser Ansatz birgt ein hohes Risiko, Patienten zu retraumatisieren, da der Therapeut zu der Annahme verleitet wird, dass es sich »nur« um Phantasien handelt, die einen inneren Konflikt inszenieren, oder, noch schlimmer, dass der Patient von seinem Charakter her verführerisch sei; dies entkräftet und entwertet die Wahrheit der traumatischen Erfahrung, die meistens schon in der Vorgeschichte des Hilfesuchenden stattgefunden hat (Mucci 2014). Die ursprünglich von Janet (2016) vorgebrachte Auffassung, dass Psychopathologie an eine tatsächliche traumatische Ursache gebunden sei, fand zu Beginn des vergangenen Jahrhunderts immer weniger Anhänger. Das änderte sich ab den 1970er-Jahren mit den Studien, die vor allem in den USA an Vietnamkriegsveteranen durchgeführt wurden, und mit den psychophysiologischen Studien, in denen die biologischen und körperlichen Auswirkungen von Stress und Trauma aufgezeigt wurden (Laborit 1979; Porges 2010; Van der Kolk 2015). Heute besteht die Gefahr – im Gegensatz zum Freudschen Ansatz –, dass die gesamte Psychopathologie auf die Psychotraumatologie reduziert wird. Aber das hängt davon ab, wie das Konzept des Traumas verstanden wird: Wenn wir es sehr umfassend definieren als eine Erfahrung, die mangels ausreichender Unterstützung nicht durchlebt werden kann, dann ist vielleicht an der Wurzel der Psychopathologie alles ein Trauma. Aber in diesem Fall hätte dieser Begriff keine Spezifität mehr und würde nicht mehr dazu dienen, bestimmte Arten von Erfahrungen zu beschreiben. Die Abwesenheit des Anderen wird nicht immer traumatisch erlebt: So kann beispielsweise ein Kind, in dessen Familie die eigenen aggressiven Erfahrungen nicht auftauchen dürfen, ein phobisches Symptom entwickeln, was aber kein posttraumatischer Effekt ist. Außerdem reagiert die Persönlichkeitsbildung zutiefst auf soziale Antriebe, die nicht notwendigerweise traumatisch sein müssen. Ich würde daher das Konzept des relationalen Traumas auf Erfahrungen von Gewalt, Missbrauch und Vernachlässigung beschränken und das des natürlichen Traumas auf akute und dramatische Erfahrungen von Verlust oder Terror, die mangels adäquater relationaler und umweltbezogener Unterstützung nicht assimiliert werden konnten.

Was die Vernachlässigung betrifft, so lassen sich verschiedene Formen unterscheiden: Dem Kind kann es an Nahrung, körperlichem Schutz, Hygiene, Zuhause und Sicherheit, Bildung, medizinischer Versorgung, Spiel, sowie einer angemessenen emotionalen Präsenz mangeln, um seine Bedürfnisse nach Sicherheit, Zuneigung und emotionaler Regulierung zu erfüllen. Studien über *Vernachlässigung* nehmen in den letzten Jahren exponentiell zu und zeigen, wie weit verbreitet sie ist und wie massiv belastend sie sich auf die Gesundheit des Kindes auswirkt (Liotti und Farina 2011). Das Fehlen einer adäquaten affektiven Präsenz greift tief in die Entwicklung des Kindes ein, mit psychophysischen Folgen, die bis zum Tod führen können, wie Spitz (1967) in seinen klassischen Studien über Waisenhäuser gezeigt hat. Wenn, wie in diesen Fällen, die Entwicklung des Kindes durch wiederholte traumatische Erlebnisse geprägt ist und das Trauma nicht mehr ein Ereignis innerhalb eines hinreichend guten Umfeldes ist, sondern zur Alltagsnorm wird, spricht man von traumatischen Entwicklungen. Solche Geschichten wären dann die Wurzel für schwerste Formen klinischen Leidens. Daher ist nicht jede Psychopathologie eine Auswirkung von traumatischen Ereignissen, da die Unmöglichkeit, eine Erfahrung zu durchleben, die Folge einer unzureichenden relationalen Unterstützung sein kann, was nicht notwendigerweise die psychophysiologischen Reaktionen eines Traumas aktiviert. Zum Beispiel kann eine bestimmte Art von Erfahrung in einer bestimmten Familie oder Gemeinschaft bzw. Gesellschaft verboten oder entwertet sein und das Kind kann sie nie erleben, selbst wenn keine nachweisbaren traumatischen Ereignisse vorkommen.

Ein großer Bereich der Psychopathologie betrifft persönlichkeitsbezogene Abwesenheiten, die vor allem von der Form abhängen, die die Gesellschaft den Erfahrungen der einzelnen Individuen gibt, und nicht so sehr von den schwierigen Erfahrungen in der individuellen Biographie des Einzelnen. Diese Persönlichkeitsformen sind ich-synton und in einem bestimmten sozialen Kontext so normal, dass sie als pathologische Formen unsichtbar sind. Es sind Abwesenheiten, die jeder mehr oder weniger hat, und werden daher als normale Lebensformen betrachtet. Klinisch auffällig werden paradoxerweise die Störungen der Persönlichkeit, die damit erfolglos sind. Aber hier ist *normal* im statistischen Sinne nicht gleichbedeutend mit gesund: Karies ist in der Population der Kinder normal, aber das bedeutet nicht, dass sie gesund sind. In einer narzisstischen oder hysterischen oder psychopathischen Gesellschaft akzentuierte narzisstische oder hysterische oder psychopathische Züge zu haben, ist natürlich normal, aber das nimmt nichts von der Tatsache weg, dass sie Modi und Formen der Abwesenheit sind.

Die Beziehung zwischen erlebten Ereignissen und Leiden entspricht nicht einer einfachen Logik von Ursache und Wirkung, sondern eher einer Logik der Komplexität; komplexe Dynamiken erlauben per Definition nicht vorherzusagen, was ihre Entwicklung und ihr letztendlicher Ausgang sein wird (während stattdessen die Ergebnisse komplizierter Dynamiken vorhergesagt werden können, wobei es genügt, eine ausreichende Menge an Informationen zu haben) (Morin 2011). In der Tat ist es möglich, a posteriori eine Geschichte zu konstruieren, die dem aktuellen Leiden einen Sinn gibt, wohingegen es äußerst schwierig oder wahrscheinlich sogar unmöglich ist, vorherzusagen, wie sich aus bestimmten Ereignissen bestimmte Arten von Störungen oder sogar bestimmte besondere Fähigkeiten entwickeln werden. Es ist die Regel der Ameise auf dem Baum: Wenn wir eine Ameise auf dem Ast eines Baumes sehen, ist es leicht zu erahnen, dass sie vom Stamm aufgestiegen ist, aber wenn wir eine Ameise auf dem Stamm aufsteigen sehen, ist es sehr schwierig vorherzusagen, auf welchen Ast sie gehen wird. Dieser Vorsicht eingedenk, zeigt die Forschung, dass Misshandlung, körperlicher, emotionaler und sexueller Missbrauch und *Vernachlässigung*, die in der Literatur zusammenfassend als *Widrigkeiten in der Kindheit (childhood adversities)* bezeichnet werden, der wichtigste Prädiktor für psychiatrische Störungen sind und dass etwa 80 Prozent der Personen mit psychopathologischen Störungen eine Geschichte von Widrigkeiten in der Kindheit hatten. Der 2015 *Child Maltreatment Report* des National Child Abuse and Neglect Data Systems des US-Gesundheitsministeriums berichtet, dass unter den *Widrigkeiten in der Kindheit* mehr als 75 Prozent auf *Vernachlässigung*, mehr als 15 Prozent auf Misshandlung und etwa 10 Prozent auf sexuellen Missbrauch entfallen. Eine weitere wichtige Tatsache ist, dass rund ein Drittel davon in den ersten drei Lebensjahren auftrat, so dass die Wahrscheinlichkeit groß ist, dass man im Erwachsenenalter keine narrative und autobiografische Erinnerung an solche Ereignisse haben kann. Um die Wahrheit der eigenen Geschichte zu bezeugen, bleiben nur die körperliche Erinnerung und die Treue zu den Symptomen.

9. Was sind die Merkmale von psychotischem, neurotischem und Borderline-Leiden?

Diese drei Qualitäten des Leidens können als drei Modi des Funktionierens betrachtet werden und nicht als Organisationen oder Strukturen, wie sie von Kernberg (1992, vgl. auch Cancrini 2006) konzeptualisiert wurden: Da es sich um Modi des Funktionierens handelt, ist es möglich, von einem zum anderen Modus überzugehen, ein bisschen als wären dies *seltsame Attraktoren*, um die die verschiedenen Inhalte einer Erfahrung kreisen können. Der Übergang von einer Funktionsweise zur anderen wird durch das relationale Feld bestimmt, dadurch, wie sehr es zu einem dieser Attraktoren drängt, wie sehr es starre Grenzen zwischen dem einen und dem anderen setzt, wie sehr es den Übergang von einer Art von Erfahrung zur anderen begünstigt. In den fluiden sozialen Kontexten, in denen wir leben, sind im

Borderline-Modus funktionierende Persönlichkeitsstörungen tendenziell ein vorherrschender Attraktor, wenn die Konstruktion von definierten Grenzen zwischen Selbst und Welt sehr instabil und undefiniert ist (Gecele 2016). Daher ist es schwieriger, einer »reinen« neurotischen oder psychotischen Funktionsweise zu begegnen, da der Borderline-Attraktor die beiden anderen Funktionsweisen überlagert und aushöhlt. In der ersten Hälfte des 19. Jahrhunderts wurde die Unterscheidung zwischen Psychosen (zunächst schizophrenen, dann manisch-depressiven und schließlich schizoaffektiven) und neurotischen Störungen klargestellt; darüber hinaus wurden Charakter- oder Persönlichkeitsstörungen als Weisen des In-der-Welt-Seins betrachtet, die für die eigene Person ich-synton sind, aber bei anderen Leiden erzeugen können (Schneider 1950). Dann wurde eine klinische Situation identifiziert, die zwischen psychotischem und neurotischem Funktionieren oszillieren kann: ein Zustand »an der Grenze« und damit Borderline. In den 1970er Jahren schlug Kernberg (1983, 1992) eine differenzierte Definition der neurotischen, psychotischen und Borderline-Persönlichkeitsorganisation vor, die auf der Art der verwendeten Abwehrmechanismen, der Realitätsprüfung und der Ich-Diffusion basiert. Diese Lesart erlaubt es, die Borderline-Erfahrung als eine eigenständige Funktionsweise zu betrachten und sie nicht nur als nicht-neurotisches und nicht-psychotisches Funktionieren zu definieren, mit dem Risiko, all jene klinischen Situationen in diese Grauzone zu stellen, die schlecht definiert oder unerwünscht und störend für den Kliniker sind. In der Psychose sind die Abwehrkräfte archaisch, die Realitätsprüfung ist beeinträchtigt und das Ich hat keine definierten Grenzen. In der Neurose sind die Abwehrkräfte weiter entwickelt, der Realitätscheck bleibt erhalten, und das Ich hat definierte Grenzen. Bei der Borderline-Funktionsweise sind die Abwehrmechanismen archaisch (insbesondere Spaltung und projektive Identifikation), der Realitätscheck ist in der Regel erhalten, das Ich ist diffus und hat daher keine definierten Grenzen. Ein wichtiges Element, das von Kernberg eingeführt wurde, ist die Tatsache, dass die Borderline-Organisation bei verschiedenen Persönlichkeitsstörungen vorhanden sein kann; zum Beispiel kann eine narzisstische oder zwanghafte Persönlichkeit eine Borderline-Funktionsweise haben. In diesem Punkt herrscht oft Verwirrung, daher ist es notwendig, so weit wie möglich klarzustellen: Die Borderline-Organisation (oder die Borderline-Funktionsweise) entspricht nicht nur der Borderline-Persönlichkeitsstörung: Erstere zeigt eine Funktionsweise an, die verschiedenen Erscheinungsformen von Persönlichkeitsstörungen zugrunde liegen kann. Zum Beispiel kann die Patientin die Merkmale einer narzisstischen, hysterischen oder zwanghaften Persönlichkeitsstörung usw. aufweisen und eine Borderline-Funktionsweise haben. Dies hat eine grundlegende Bedeutung in der Therapie: Wenn die Therapeutin z. B. mit einer Patientin arbeitet, die eine Form der narzisstischen Persönlichkeit zeigt, ohne zu bedenken, dass es sich dabei um eine Borderline-Funktionsweise handeln könnte, wird sie – für den narzisstischen Stil richtig – die Patientin dabei unterstützen, die Anteile auszudrücken, die – meist aus Scham – nicht ausgedrückt werden. Diese Intervention, die die emotionale Eingrenzung der nicht ausgedrückten Teile verringert, könnte die Patientin dazu bringen, ihre Affekte unreguliert in die Tat umzusetzen und ihre Erfahrungen intensiv und mehr oder weniger chaotisch auszudrücken: an diesem Punkt geht die Therapeutin zwei Risiken ein. Erstens, dies als einen therapeutischen Erfolg und ein Zeichen für eine »abgeschlossene« Therapie zu betrachten: die Patientin, die sich vorher nicht geäußert hat, äußert sich jetzt, und wie! Zweitens, dass die Therapeutin Angst bekommt – ohne zu verstehen, dass es sich um eine mögliche Entwicklung des therapeutischen Weges handelt, mit allen Konsequenzen, die diese Desorientierung auf die therapeutische Beziehung haben kann. Abgesehen von den verschiedenen Ansätzen, diese Funktionsweisen zu verstehen, ist es wichtig, einiges zu bedenken: Zunächst, dass es diese drei verschiedenen Funktionsweisen gibt, was wichtige Implikationen für die Therapie hat, da sich die Herangehensweise an die Patientin und die Herausforderungen der Behandlung dadurch verändern. Des Weiteren können diese drei Funktionsweisen bei ein und derselben Person zu verschiedenen Zeiten auftreten (und das kann sowohl der Patientin als auch der Therapeutin passieren), und das sogar in ein und derselben Sitzung. Und drittens können die Bedingungen der Situation ein neurotisches, ein Borderline- oder ein psychotisches Feld zu unterschiedlichen Zeiten auftauchen lassen. Schließlich erschöpfen diese Zustände nicht alle möglichen Funktionsweisen; zum Beispiel lassen sich viele veränderte Bewusstseinszustände nicht ohne weiteres innerhalb dieser drei Kategorien verstehen. In diesem Zusammenhang ist es auch notwendig, sich daran zu erinnern, dass die Psychopathologie die Erscheinungsformen der Zeit und der Gesellschaft annimmt: Diese begünstigen oder verhindern bestimmte Formen des Leidens, sie verleihen ihnen eine *Form* (Pathoplastizität). Heute sehen wir Neurotiker und psychotische Störungen in der Therapie praktisch nicht mehr so, wie Freud oder Perls darüber sprachen: Persönlichkeitsstörungen sind zur endemischen Störung unserer Zeit geworden und erdrücken und kontaminieren die Bandbreiten des neurotischen und psychotischen Erlebens, die immer seltener in typischer und reiner Form auftreten (Gecele 2016; Gecele und Francesetti 2020).

Um die Unterschiede und die Eigenschaften dieser drei Funktionen zu verstehen, können wir von einer Gestaltanalyse[10] des Wahrnehmens ausgehen.[11] Metzger (1941) hat u. a. empirisch gezeigt, dass Wahrnehmung ein Prozess ist, der in wenigen Sekundenbruchteilen zu einem Wahrnehmungsergebnis führt, bei dem sich das Subjekt als vom Objekt distanziert wahrnimmt: das Subjekt befindet sich in einer Position räumlicher und emotionaler Distanz, und das Objekt hat eindeutige und klare Konturen. Dieses Wahrnehmungsergebnis, das Metzger *Endgestalt* nennt (d.h. endgültige Wahrnehmungsform), ist das Ergebnis eines Prozesses, der aus einem ganz anderen, ursprünglicheren Wahrnehmungsmoment hervorgeht: Die Wahrnehmungsformen dieses Anfangsmoments werden *Vorgestalten* (nämlich frühe Wahrnehmungsformen) genannt. Im Moment der *Vorgestalten* ist die Erfahrung diffus, unbestimmt und global. Die Figur hebt sich noch nicht vom Hintergrund ab, etwas ist vorhanden, aber undefiniert, es gibt eine Präsenz, die instabil, verworren, undefiniert ist; es ist eine Erfahrung der Nicht-Ruhe, der Unruhe also, bevor man ein Subjekt von einem Objekt klar unterscheiden kann. In dieser ersten Phase überwiegen die physiognomisch-expressiven Qualitäten: diese sind affektiv aufgeladen, sie vermitteln auf unmittelbare und präreflexive Weise etwas Intensives, sie werden passiv erlebt, als würden sie das Subjekt ergreifen, es herrscht ein Gefühl des Wartens auf eine Entwicklung, auf einen Zweck, der definiert werden muss, aber noch nicht gegeben ist. Wenn diese Entwicklung verzögert wird, entstehen Spannungen und wachsende Unruhe. Im letzten Moment der *Endgestalten* überwiegen stattdessen die strukturell-materiellen Qualitäten: gekennzeichnet durch eine Erfahrung der Erleichterung im Wahrnehmen einer eindeutigen Figur, objektiv abgehoben, von der sich das Subjekt distanziert fühlt und in der Lage ist, sie mit kritischem Urteil und emotionaler Distanz zu beobachten. Das Gefühl, passiv in etwas Unbestimmtem und Beunruhigendem gefangen zu sein, ist beendet. In den *Vorgestalten*, am Ursprung aller Wahrnehmung, ist das Erleben atmosphärisch und prä-dualistisch und bildet die Grundlage unseres pathischen Lebens (Tellenbach 1968; Griffero 2010; Böhme 2001, 2017; Schmitz 2009; Francesetti 201). *Pathisch* bedeutet im gelebten Leib gefühlt und erlitten: vom Pathischen werden wir in der Tat unmittelbar und passiv ergriffen; vom Leiden und der Leidenschaft werden wir bewegt, es ist ein Geschehen, dem *wir unterworfen sind* (anstatt vielmehr eines *in dem wir Subjekt* sind). Im Atmosphärischen sind Figur und Hintergrund noch nicht definiert, es ist eine

---

10 Klaus Conrad (1958/2011) nutzte Metzgers Forschungen für seine Gestaltanalyse des schizophrenen Erlebens.

11 Siehe hierzu Francesetti (2019a).

affektiv aufgeladene und im Raum verbreitete Tönung, unmittelbar und ohne definierte Grenzen, aus der Subjekt und Objekt hervorgehen, die die entstehende Erfahrung imprägniert und einfärbt, und die Subjekte und Objekte in einem wechselseitigen und zirkulären Werden ergreift.[12]

In diesem frühen Stadium der Wahrnehmung sind die Grenzen und Pole von Subjektivität und Objektivität nicht definiert und stabil: Diese Gestaltanalyse der Wahrnehmung steht im Einklang mit der von Antonio Damasio (2011)[13] entwickelten Beschreibung der Entstehung des Selbst. Nach diesem Modell, das er ausgehend von seinen neurologischen Studien erarbeitet hat, entsteht das Selbst in der Wahrnehmung nach und nach – wiederum in Sekundenbruchteilen – und durchläuft einige Phasen: das Proto-Selbst, das subjektive Selbst, das autobiographische Selbst. In der ursprünglichen, anfänglichen Phase des Proto-Selbst wird die Anwesenheit von etwas gefühlt, ohne dass bereits definiert ist, zu wem es gehört. Die Stille kräuselt sich zu einer Unruhe, die noch nicht mir als Subjekt zuzuschreiben ist, denn das Gefühl, ein eigenes Subjekt zu sein, entsteht erst später. Daniel Sterns (1992) Konzept des *emergenten Selbst* erfasst ebenfalls dieses anfängliche Datum jeder Erfahrung. Das emergente Selbst charakterisiert die ersten Lebensmonate eines Kindes: In diesem Moment der kindlichen Entwicklung gibt es weder ein eindeutiges Gefühl für das Selbst, noch ist es klar von der Welt abgegrenzt, sondern der *Prozess der Emergenz des Selbst* ist im Entstehen begriffen. In Sterns Modell sind die in der Entwicklung durchlaufenen Stufen in jeder nachfolgenden Erfahrung präsent, in jedem Moment und während des gesamten Lebens. Auch die phänomenologische Reflexion verweist auf eine ursprüngliche Erfahrungsdimension, in der Subjekt und Objekt noch nicht unterschieden sind, und beschreibt die naive und natürliche Haltung (Husserl 1913/2009), die unsere Wahrnehmung im Normalfall als Ergebnis charakterisiert und nicht als ursprüngliches Erfahrungsdatum, auch wenn wir ihr normalerweise keine Aufmerksamkeit schenken (Merleau-Ponty

12 »Die Pathizität philosophisch zu rehabilitieren, bedeutet, dem Sich-Hingeben einen Wert zu verleihen, zu akzeptieren, dass man viel mehr [einem Geschehen] unterliegt, als ›Subjekt-von‹ etwas zu sein [*soggetto-a* versus *soggetto-di;* Anm. d. Übers.]; es ist auch gleichbedeutend damit, die Unzeitgemäßheit und damit auch die kritische Aktualität einer Gabe zu verteidigen, die heute viel seltener ist als früher – nämlich sich als Vehikel des Geschehens zu verstehen anstatt des ›Machens‹ – was das rationalistisch-postaufklärerische Dogma der subjektiven Souveränität, beseelt von Helden, für die das Prinzip im Handeln bestünde und der Sinn des Lebens nur in der Planung der eigenen Zwecke gegeben wäre, offensichtlich nicht verstehen und noch weniger teilen kann. […] Das Pathische wäre die Gabe des Empfangens und nicht das Erzeugen von Wirkungen« (Griffero 2016, 9).

13 Siehe https://www.youtube.com/watch?v=HdZmPTI3e2w

1966; Wiesing 2014; Alvim Botelho 2018). Auf dieser Ebene der Undifferenziertheit sind die Empfindungen noch nicht dem eigenen Selbst zugeordnet, sondern sind vage und verworren. Das Vorhandensein dieses ursprünglichen Erfahrungsmoments wird schon durch die Etymologie der Wörter bezeugt: »In den Begriffen Subjekt und Objekt finden wir die Spur dieses Prozesses bewahrt: *sub-jectum* aus dem Lateinischen bedeutet »unten hinein geworfen«, *ob-jectum* bedeutet »hinüber geworfen«, wobei die Erinnerung daran bewahrt wird, dass es sich nicht um ursprüngliche Wahrnehmungsgegebenheiten handelt, sondern um das Produkt einer Aktion des Geworfenseins in zwei verschiedene Regionen der Welt« (Francesetti 2018). In einer früheren Arbeit haben wir diesen Moment als die *präpersonale Phase* des Erlebens bezeichnet (Francesetti und Spagnuolo Lobb 2016) und ihn als einen Eckpfeiler des Verständnisses von psychotischem Erleben verortet. In dieser Erfahrung ist das Subjekt nicht in der Lage, aus der präpersonalen Dimension der *Vorgestalten* herauszutreten und irrt umher in einer Welt ohne definierte Grenzen, einer beunruhigenden, unkommunizierbaren Welt, die es passiv erfasst und aus der es nicht herauszukommen vermag. Das Delirium und die Halluzination, echte kreative Anpassungen in diesem Alptraum, können das Subjekt herausholen, ohne es in eine gemeinsame, aber doch zumindest besser definierte Welt[14] bringen zu können.

Diese Analyse steht im Einklang mit der Lesart von Zahavi und Parnas, die ein zentrales Element der schizophrenen Erfahrung in der Störung des *minimalen Selbst* (minimal self)[15] sehen (Zahavi 2017).

Ich habe diese undifferenzierte Welt *die Welt jenseits der Säulen des Herkules* genannt, einen Ort, den die Antike jenseits der bekannten Welt und des Sagbaren ansiedelte, das Jenseits des *non plus ultra*, eine Welt, die von Ungeheuern und Chimären bevölkert ist und vor der uns die Säulen (die im Griechischen *Grenzen* anzeigen) schützen. Wir alle, an der Wurzel all unserer Erfahrungen, gehen aus dieser Welt hervor. Diese Perspektive steht im Einklang mit dem Konzept des emergenten Selbst, das die Theorie der Gestaltpsychotherapie begründet (Philippson 2018; Robine 2018; Francesetti 2018; Spagnuolo Lobb 2016c; Alvim

---

14 Der erste, der Metzgers Arbeit nutzte, um das psychotische Erleben zu verstehen, war Klaus Conrad (1958), der die Grundlagen für eine Untersuchung der Psychopathologie legte, die er »Gestaltanalyse« nannte, die leider von späteren Forschern nicht in ihrem ganzen Potenzial aufgegriffen und nun von einigen Autoren neu bewertet wurde (Alessandrini und di Giannantonio 2013).

15 Das *minimale Selbst* ist die Stufe der Selbstentstehung, die es einem erlaubt, Empfindungen als die eigenen zu empfinden.

Botelho 2018; Bloom 2018): das Selbst ist ein Prozess, der in der Situation auftaucht, und als das Selbst der Situation entsteht (Perls et al. 1951/2002; Robine 2004). Diesen Ursprung der Subjektivität in einer vor-dualistischen Matrix zu erkennen, ist besonders wichtig, weil es eine post-cartesianische Perspektive (oder postdemokritisch nach Schmitz 2011) begründet, aus der heraus ein Verständnis des Leidens und seiner Heilung aus dem Feld (oder der Beziehung oder der Situation oder der intersubjektiven Matrix, je nach Autor) entsteht und nicht aus dem Individuum, das es dennoch erleidet, ausdrückt und seine Transformation herbeiruft. Diese Analyse des Wahrnehmungsprozesses ist die Grundlage der in der Gestalttherapie beschriebenen Kontaktsequenz (Perls et al. 1951/2002), aber

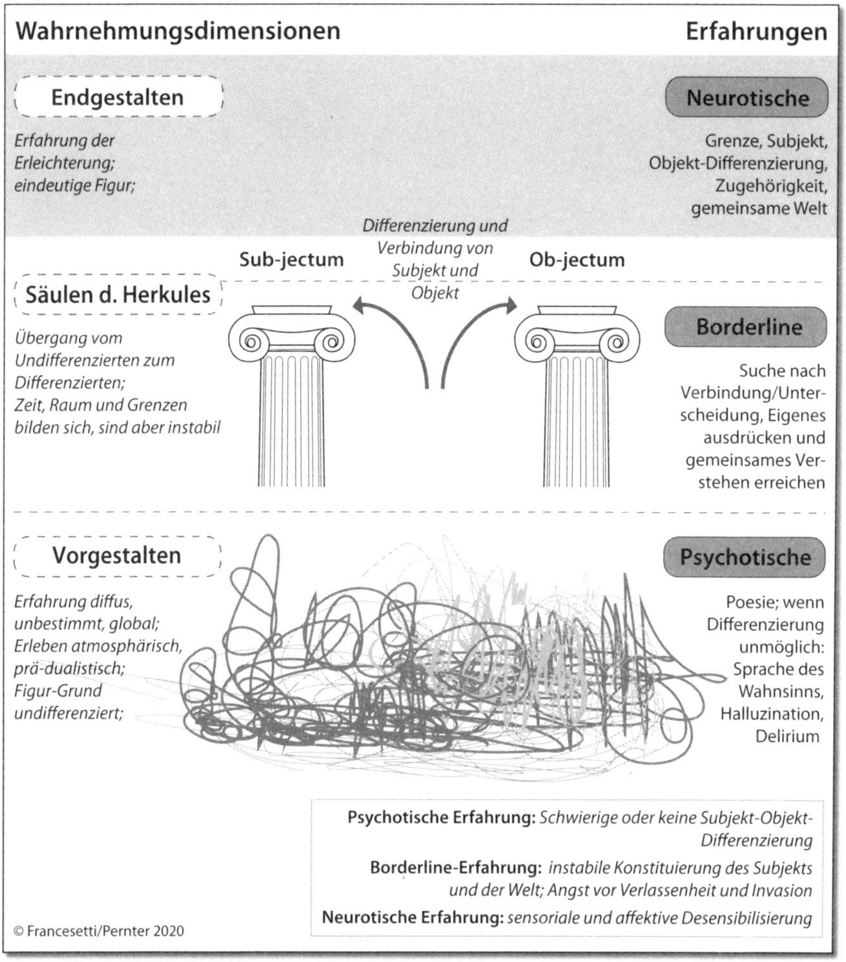

auf einer anderen zeitlichen Skala. Das undifferenzierte pathische Moment ist die Domäne der Es-Funktion des Selbst, aus der wir auf der Basis assimilierter Kontakte (Persönlichkeits-Funktion) kontinuierlich als Subjekte hervorgehen. Die Abbildung zeigt eine grafische Darstellung der drei Funktionsweisen.

Betrachten wir nun kurz einige Fallbeispiele mit dem Versuch, das Erlebte im Hinblick auf die Aktualisierung des Leidens in der Sitzung zu verstehen.

Erste Form: Das psychotische Leiden

Von der ersten Begegnung an schafft Marias Anwesenheit im Kontakt mit mir sofort und intensiv eine Atmosphäre der Schwebe, eine sehr angespannte Atmosphäre, ein Klima, in dem alles passieren kann. Die Tragödie hängt über unseren Köpfen, das Unvorstellbare, das Katastrophale kann jeden Moment passieren. Ich atme … Ich versuche, die Angst zu ertragen und in dieser beklemmenden, unheimlichen Atmosphäre zu bleiben, aber manchmal packt mich plötzlich ein Schwindelgefühl. Ich werde ständig an eine Sitzung mit einem anderen Patienten erinnert, Jahre zuvor, in der ich an einem bestimmten Punkt das Gefühl hatte, der Raum (oder ich selbst?) würde schweben. Für den Bruchteil einer Sekunde war ich desorientiert, dann, als wir uns ansahen, verstanden wir beide, dass es ein echtes Erdbeben gewesen war. In dieser Atmosphäre beginnt die Sitzung mit Maria:
T.: »Guten Morgen.«
M.: »Guten Morgen.«
Stille.
T.: »Wie sind Sie hierher gekommen?«
M.: »Meine Tochter hat mich hergebracht … ja, ich glaube, meine Tochter … zumindest soviel ich weiß.«
Die Art und Weise, wie sie diese Worte ausspricht, die für sie so üblich sind, dass sie wie ein Austausch wirken, versetzt mich in ein Universum, in dem nichts stillsteht oder konsistent ist: Es ist ein Wirbel von zerbrechlichen Pappmaché-Objekten, die sich entwirren, es gibt wirklich und ontologisch keine Gewissheit.
T.: »Ihre Tochter Anna?«
M.: »Ja, meine Tochter heißt Anna … zumindest soviel ich weiß.«
Die Suche nach Antworten geht nicht durch den Körper, als ob in der Gewissheit der Erinnerung, der Erfahrung, des Gefühls nichts sedimentiert wäre. Alles ist konkret möglich, deshalb ist nichts angeeignet, und die Antworten kommen aus Schlussfolgerungen, die von allem entwurzelt sind, was wir nachvollziehbar Körper oder Realität nennen können.

Der erste Modus der Abwesenheit besteht also darin, als Subjekt nicht konstituiert zu sein, was in psychotischen Erfahrungen geschieht (Francesetti und Spagnuolo Lobb 2016; Francesetti 2019a). Paradoxerweise gibt es in dieser Abwesenheit eine besondere, sehr starke Präsenz. Wenn wir ihr begegnen – wenn wir uns nicht zurückziehen – werden wir von ihr eingeholt, von ihr angesteckt, ja sogar schockiert oder überwältigt von ihr. Es gibt hier die Abwesenheit der Konstitution des Subjekts, aber es gibt eine mächtige atmosphärische Präsenz, denn das Subjekt ist als Potenz vorhanden, der Drang, sich zu konstituieren, ist sehr stark, aber das kann nicht geschehen, zumindest nicht in diesem relationalen Feld. Wenn wir in die Augen eines Menschen in psychotischer Angst schauen, sehen wir ein Jenseits, einen grenzenlosen Abgrund. Wir wiederum fühlen uns nackt, übergangen: Der psychotische Blick ist so dekonstruierend, weil er uns in eine Dimension stürzt, in der Subjektivitäten nicht konstituiert sind, in der es noch keine Grenzen gibt. Hier herrscht die Unmöglichkeit, sich selbst auf eine definierte Art und Weise mit zu erschaffen, aber dieser Drang, aufzutauchen, kann kraftvoll aktiv sein, wenngleich er verhindert ist, zu einer bestimmten Definition zu gelangen. Wir befinden uns in dem ständigen und immer wieder gescheiterten Versuch, eine Welt mit klaren und zusammenhängenden Grenzen zu konstituieren, in einem weißglühenden Schmelztiegel, in dem jede Möglichkeit sich erschafft und wieder auflöst.

Im psychotischen Erleben ist die Patientin nicht in der Lage, aus dem Undifferenzierten, aus dem jede Wahrnehmung hervorgeht, herauszutreten. Sie bleibt jenseits der Säulen des Herkules verstrickt: diese wurden von Herkules in der Straße von Gibraltar aufgestellt, um die bekannte Welt von der unbekannten zu trennen: jenseits des Mittelmeers, jenseits der Säulen wohnen die Monster, von denen wir getrennt werden müssen, um zu leben. In dieser Dimension sind die Erfahrungs-Polaritäten, die sich zu Subjekt und Objekt entwickeln, noch nicht konstituiert, es ist die von Metzger (1941) beschriebene Dimension der *Vorgestalten*; dort gefangen zu sein bedeutet, eine unsagbare Angst zu erleben. Und dies ist ein zentrales Element des psychotischen Dramas: die Unsagbarkeit der Erfahrung. Tatsächlich basiert jede Grammatik (Chomsky 1986) auf einer Struktur, die aus den Elementen Subjekt+Verb+Objekt besteht. Aber wenn die Erfahrung noch nicht die Unterscheidung zwischen Subjekt und Objekt erreicht hat, gibt es keine Sprache, um das Erlebte auszudrücken. Die unheimliche und beunruhigende Angst, in der alles passieren kann, wird auch zur unüberwindbaren Isolation. Hier kommt das Delirium zu Hilfe: eine kreative Adaption, die es erlaubt, der Angst einen Sinn zu geben und sie zu erzählen. Und aus demselben Grund kommt die Halluzination zu Hilfe: sie erlaubt es, ein Objekt hinauszuwerfen, wodurch die Angst des Undifferenzierten gemildert wird. Zwei kreative Anpassungen, die die Angst reduzieren, allerdings ohne eine gemeinsame und geteilte Welt zu erreichen – was das charakteristische Merkmal der psychotischen Erfahrung ist: außerhalb der natürlichen Evidenz der gemeinsamen Welt zu sein (Blankenburg 1971). Die Wahrheit dieser Dimension wird von Verrückten, Dichtern und Kindern bewacht (Salonia 2001, 2004; Borgna 2011), die zu einer Sprache fähig sind, die die Grammatik sprengt und das Undifferenzierte erhellt, aus dem wir kommen und wo wir niemals sein können. Bevor wir definierte Subjekte sind, sind wir ein pulsierendes Feld des Lebens: wir sind dort gefangen, wenn wir eine psychotische Erfahrung erleben. Und von dort werden wir verbannt, gezwungen, in der tragischen Notwendigkeit der Dualität zu leben (Facchinelli 1989). Es ist der Ort der psychotischen Angst, aber auch der Erfahrung der Gemeinschaft mit dem Universum, ein geheimnisvoller Ort der großen Freude. Wir kommen von dort, wo wir nie gewesen sind und wo wir nie sein noch dahin zurückkehren werden können (Waldenfels 2006).

Zweite Form: Das neurotische Leiden

Ein Patient, ein Mann in den Fünfzigern, sagt: »Ich habe keine besonderen Probleme, die üblichen des Lebens. Aber ich fühle mich, als würde ich nicht leben. Ich bin 50 Jahre alt, und das Leben hat keinen Geschmack, ich bin immer unzufrieden. In letzter Zeit spürte ich für einen Moment eine Art Glücksgefühl in meiner Kehle aufsteigen, aber es blieb dort stecken. Der Körper versteifte sich, kühlte ab, und ich spürte nichts mehr.«
»Und was fühlen Sie jetzt, während Sie mir das erzählen?«
»Nichts … mir geht's gut … normal, kurz gesagt.«

Die zweite Art und Weise, wie wir abwesend sein können, ist, wenn wir uns zwar als Subjekte konstituieren, aber abwesend für unsere Sinne sind, betäubt. Das ist die Abwesenheit, die wir in unseren neurotischen Erfahrungen erleben: ein unterschwelliges Gefühl der Unzufriedenheit oder eine nagende Symptomatik, die uns die Lust am Leben verdirbt, eine Angst oder Langeweile oder ein Herumgrübeln über das Leben, anstatt es in vollen Zügen zu leben. Es fehlt uns die Möglichkeit, an der Kontaktgrenze voll präsent zu sein und alle Potenziale, die die Situation ins Spiel bringt, zu nutzen. Der neurotische Kontaktprozess wurde in PHG gründlich analysiert, wobei die Kontaktunterbrechungen beschrieben wurden, die die Begegnung mit dem Neuen, mit der Erregung vermindern und damit auch das Wachstum, so dass die Erfahrung teilweise leer bleibt. Dies sind schützende Modi, kreative Anpassungen, die erlernt wurden, um den Schmerz in schwierigen Situationen zu reduzieren, und die dann starr, repetitiv, festgefahren und nicht funktional werden. Die Abwesenheit von Kontakt war zunächst ein Schutz, aber dann – in Vergessenheit geraten – wurde sie zu einem Habitus. In dieser Modalität des Funktionierens ist die volle Präsenz schwierig oder unmöglich: man hat gelernt, sie zu reduzieren, um weniger exponiert zu sein, weniger Schmerz zu empfinden, und man trägt diese Erinnerung, die von einem abwesenden oder invasiven Anderen in der persönlichen Geschichte zeugt, mit sich, allerdings nicht so weit, dass man nicht in der Lage wäre, sich als definiertes und separates Subjekt zu konstituieren. Die Emotionen werden nur schwach gefühlt und kaum ausgedrückt, das Subjekt ist ein Stück weit desensibilisiert und wenig spontan. Es hat den Kontakt mit dem Undifferenzierten reduziert und ist nicht mit dem Fluss der Welt des Lebens verbunden – die Quelle der kontinuierlichen und vitalen Inspiration ist reduziert oder ausgetrocknet. Wo der Psychotiker nicht rauskommt, kommt der Neurotiker nicht rein. An der Kontaktgrenze begegnet der Therapeut diesen Abwesenheiten (oder Kontaktunterbrechungen oder Flexionen, wie Robine [2016] sagen würde) und begegnet ihnen ästhetisch – mit den Sinnen – als Mangel an voller Existenz und voller Präsenz. Dieses Fühlen ist bereits ein therapeutischer Akt, weil es die Bewusstheit der vergessenen Abwesenheit im Beziehungsfeld zum Leben erweckt. Das Erinnern der Abwesenheit ist bereits eine größere Präsenz. Etymologisch gesehen bedeutet Erinnern tatsächlich, wieder *ins Herz legen*; und die Abwesenheit in unsere Mitte zu holen, vollbringt das Wunder, sie in Anwesenheit zu verwandeln. Die *Aisthesis* wird hier zur *Poiesis*, das Fühlen wird zum Werk.

Dritte Form: Das Borderline-Leiden

Annamaria, 43 Jahre alt, seit zwei Jahren in Therapie, setzt sich hin, sie ist sehr aufgewühlt, sie wirkt zutiefst ängstlich, sie kann nicht auf dem Stuhl sitzen bleiben.

A.: »Kaum hatte ich mich hingesetzt, fühlte ich mich wie erstickt … Ich kann nicht atmen … Ich weiß nicht, warum«.

Ihr Gesicht verzieht sich zu Grimassen des Weinens, das nicht herauskommen will, ihr Blick ist schnell und seitwärts gerichtet, als suche sie einen Fluchtweg, und ihr Körper löst sich aus Bindungen, die ich nicht sehen kann.

T.: »Was ist los, Annamaria?«

A.: »Ich weiß nicht … Ich weiß nicht … Ich kann nicht hier bleiben … Ich möchte mich kratzen …«

Ich versuche, der Anspannung zu widerstehen, indem ich atme und mich auf die Erinnerung stütze, dass Annamarias Ängste oftmals etwas Gutes und Sinnvolles hervorgebracht haben, aber manchmal waren die Schmerzen an der Grenze des Erträglichen.
A.: »Ich möchte mich kratzen …«
Sie spricht, während sie mit den Fingernägeln über ihre Arme fährt, angespannt zum Kratzen und gleichzeitig gehemmt, bewegt von gegensätzlichen und titanischen Kräften.
Ich sehe sie an, ich atme, ich fühle großen Schmerz und Hilflosigkeit.
A.: »Ein Traumfragment von letzter Nacht kommt mir in den Sinn … Ich erinnere mich an nichts, nur daran, dass du mir nahe kamst, zu nahe …«
Sofort spüre ich, dass ich ihr zu nahe bin, ich spüre die Gefahr des Monsters aus den letzten Träumen, ich erinnere mich an die schleimige, zweideutige, schreckliche, zu süße Präsenz des sexuellen Missbrauchs durch ihren Vater, als sie ein Kind war. Mir dreht sich der Kopf …
A.: »Ich habe Angst … vielleicht ist beim letzten Mal etwas passiert … ich habe furchtbare Angst …«.
Jetzt erinnere ich mich: das letzte Mal fühlte ich eine starke Zärtlichkeit für Annamaria, einen tiefen Wunsch sie zu umarmen …

Das Borderline-Leiden weist Eigenheiten auf, die es von neurotischem und psychotischem Leiden unterscheiden (Gecele und Francesetti 2020). Im Gegensatz zur Psychose konstituiert sich hier das Subjekt, aber auf eine instabile Weise, ohne eine erfahrungsmäßige Kontinuität des Selbst und der verschiedenen Teile und Momente des eigenen Lebens. Und anders als bei der Neurose geht es nicht darum, mehr Leben zu fühlen und mehr Emotionen auszudrücken, sondern darum, diese formen, fühlen und ausdrücken zu können, ohne dass sie eine desintegrierende Wirkung auf sich selbst und auf die Beziehung haben. Isadore From nannte als kennzeichnendes Merkmal dieser Erfahrung die Intentionalität, eine Skizze des Selbst zu bewahren, die mühsam aufgebaut wurde und immer im Begriff steht, verloren zu gehen (Spagnuolo Lobb 2016a). Eine Skizze, die um jeden Preis verteidigt werden muss und die mehr oder weniger instabil ist, stark bedroht, wenn der andere entschwindet (daher die starken Verlassenheitsängste) und mit hohem Risiko, wenn der andere sich nähert (daher die starken Ängste, überfallen zu werden). Der Prozess der Differenzierung des Selbst führt zur Konstitution der Erfahrung, so dass sich die Person differenziert und verbunden fühlt: Hier führt die Instabilität dieses Prozesses dazu, dass sich das Subjekt in Gefahr fühlt, die Differenzierung zu verlieren (Invasionsängste) oder die Verbindung zu verlieren (Verlassenheitsängste). Die Qualität dieser

Ängste ist eine andere als bei der neurotischen Funktionsweise: Hier können Verlassenheit (d.h. Verlust der Verbindung) oder Invasion (d.h. Verlust der Grenzen) das Abgleiten in die psychotische Erfahrung auslösen. Daher rührt der Schrecken, der in seiner Intensität nur zu verstehen ist, wenn man das Risiko berücksichtigt, das diese Erfahrungen für Menschen mit sich bringen, die in der Borderline-Funktionsweise leben. Diese Perspektive macht es möglich zu sehen, dass in der Borderline-Erfahrung die Angst vor dem Verlassenwerden nur einer der grundlegenden Aspekte der Erfahrung ist. Der andere, die Angst vor Invasion, ist ebenso wichtig, und es ist die Kombination der beiden, welche die Regulierung der richtigen Distanz/Nähe in der Therapie instabil und komplex macht. Hier unterscheiden wir uns von einigen Autoren, die stattdessen den Aspekt des Bedürfnisses nach Liebe und Abhängigkeit zur Beschreibung dieser Erfahrung bevorzugt haben (Masterson 2014; Greenberg E. 2016).

Der instabile Identitätskern oszilliert zwischen verschiedenen und gegensätzlichen emotionalen Intensitäten: daher die Feststellung, dass das, was in der Borderline-Erfahrung stabil ist, gerade die Instabilität ist. In der Therapie, wie auch in anderen Beziehungen, wechseln sich die Wellen der Idealisierung mit denen der Zerstörung ab, mit einem charakteristischen Mangel an wahrnehmbaren Nuancen und mit »alles schwarz oder alles weiß«-Bewertungen.

Wir können uns fragen, in welchen Situationen diese Wahrnehmungsmodalität (die der Spaltung entspricht, einem archaischen Abwehrmechanismus, der von Kernberg als charakteristisch für die Borderline-Erfahrung angegeben wird) eine kreative Anpassung, also ein Gewinn für die Person sein könnte. Ein solcher Modus ist z.B. dann von Vorteil, wenn es darum geht, aus einer Situation der Verwirrung, des Chaos und der Orientierungslosigkeit herauszukommen, in der zu verweilen beängstigend und gefährlich wäre. In der Tat findet man in der Geschichte der Borderline-Funktion häufig traumatische Entwicklungen, die durch Missbrauch gekennzeichnet sind: psychologisch, emotional, sexuell. Missbrauch ist per Definition eine Verwirrung der Grenzen und ein Hindernis, sich als eine definierte Subjektivität zu etablieren. Die Sensibilität für Grenzen, im Hinblick auf das Gefühl von Entfremdung (mit dem Risiko des Verlassenwerdens) und von Annäherung (mit dem Risiko der Invasion), ist somit das Ergebnis einer schrecklichen und einsamen Anstrengung, aus dem *Bereich jenseits der Säulen des Herkules* herauszukommen, wo das Unbestimmte herrscht und die Erfahrung psychotisch strukturiert ist. Es handelt sich jedoch nicht um eine Erfahrung, die man einfach als nicht-psychotisch und nicht-neurotisch einstufen kann, sondern um ein spezifisches Funktionieren, eine erkennbare und beschreibbare Art zu leben und sich ständig davor zu bewahren, jenseits der Säulen des Herkules zu fallen. In diesem Sinne ist sie eine Funktion zwischen der psychotischen und der neurotischen, denn sie kann oszillieren und zeitweise psychotisch oder neurotisch werden, was in diesem Zusammenhang bedeutet, dass sie weniger oder mehr definierte Grenzen und Verbindungen haben kann, aber sie weist Besonderheiten des Erlebens und des therapeutischen Vorgehens auf, die eine Betrachtung getrennt von der anderen Funktion erfordern. Dies zu betonen, entspricht nicht nur einem Bedürfnis nach theoretischer Unterscheidung: In der Borderline-Erfahrung ist eine der tiefsten und schmerzhaftesten Empfindungen der Mangel an Würde, als würdevolle Person zu existieren und als solche gesehen zu werden. Jahrzehntelang haben Psychiatrie und Psychologie es unterlassen, diese Erfahrung als eine andere, einzigartige Erfahrung anzuerkennen, die einen sorgfältigen Blick auf das verdient, was sie ist, und nicht nur auf das, was sie nicht ist, und benutzten diese Kategorie als Papierkorb, in den man das hineinlegte, was nicht in andere Kategorien passte, oder auch für Patientinnen, die dem Kliniker nicht gefielen (Vaillant 1992). Diesen Erfahrungen Würde zu verleihen, ist nicht nur ein fälliger Akt in der Psychopathologie, sondern auch ein therapeutischer Schritt, der sich in der Therapie ständig wiederholen wird: die Erfahrungen anzuerkennen und ihnen Würde zu geben, die nicht reduzierbare Komplexität anzuerkennen und ein Gedächtnis zu pflegen, das im Laufe der Zeit die perzeptiven und affektiven Splitter integriert, die, oft explodierend, immer wieder auftauchen. Die Borderline-Erfahrung, wenn sie »geheilt« und nicht zu sehr von Ängsten erfüllt ist, bietet eine außerordentliche Wahrnehmungskompetenz: Die enge Beziehung zur pathischen Dimension des Undifferenzierten ermöglicht eine außerordentliche Sensibilität für das Feld, eine ausgezeichnete seismographische Fähigkeit, die Kräfte zu erfassen, die in der Situation in Bewegung sind, eine tiefe Verwurzelung in der Vitalität. Ein wertvoller sechster Sinn, der bei zu viel Angst zum *Ausagieren* neigt, der aber stattdessen bei ausreichendem Containment zu einer Quelle des Wissens über das Geschehen wird, noch bevor es für alle leicht zugänglich wird.

Welche Patienten treffen wir heutzutage in unserer Praxis an?

Wie wir später sehen werden und wie ich bereits erwähnt habe, nimmt das Leiden die Formen an, die der soziale Kontext zur Verfügung stellt und begünstigt, und so verändert sich die Psychopathologie mit Zeit und Raum, mit wechselnden Kulturen, Gesellschaften und Situationen. In der Postmoderne, in einem flüssigen Kontext, in dem die Grenzen zwischen Privatem und Gesellschaftlichem extrem durchlässig sind, in dem Fragmentierung, Komplexität und Beschleunigung die

Assimilation von Erfahrungen verhindern, bildet sich die Borderline-Erfahrung oft als grundlegende Funktion für kreative Anpassungen an die Gesellschaft. In der Tat haben sich die Persönlichkeitsstörungen ausgebreitet und sind endemisch geworden, während die neurotischen und psychotischen Erfahrungen abgenommen haben, ausgedünnt wurden und erodiert sind. Sie können als die ethnische Störung unserer Zeit betrachtet werden (Gecele 2016). Es ist daher entscheidend, sich auf eine klinische Praxis vorzubereiten, die flexibel genug ist, sich von den Patienten, denen sie begegnet, selbst erneuern zu lassen, anstatt starr in erlernten Kategorien verankert zu sein. Dies gilt insbesondere heute: Gerade weil in unserer Zeit das Erleben zur Borderline-Dimension tendiert, provoziert die Begegnung mit einem Patienten, wenn man ihn mit vorgefassten Kategorien definiert, sofort eine Reaktion der »Borderlinisierung«, das heißt, sie verstärkt die Intensität der Störung. Diese reagiert, gerade weil sie im Borderline-Modus funktioniert, höchst allergisch auf eine vereinfachende extrinsische Definition, weshalb es für den Aufbau eines therapeutischen Bündnisses notwendig ist, jede verkürzende Definition loszulassen und genügend *Boden* zu haben, um die scheinbar unvereinbare Komplexität von individuellem Erleben und sozialer Liquidität zu erkennen und zusammenzuhalten. Die Konstitution eines Identitätskerns, der durch die Persönlichkeitsfunktion des Selbst stabilisiert wird, wird auch durch die charakteristische Beschleunigung unserer Zeit erschwert. In diesem Kontext ist man ständig Neuem ausgesetzt, während die Pause zur Assimilation unzureichend und sozial nicht unterstützt ist. Das macht es schwierig, dass sich das Gefühl, »wer bin ich«, von dem Erlebten absetzen kann, da keine Zeit bleibt, das Gefühl für die Erfahrung durch eine Neuformulierung dessen, »wer ich geworden bin », zu durchlaufen. Dieses Element der Entfremdung der Erfahrung in der Zeit der Beschleunigung (Rosa 2013) verstärkt ebenfalls den Attraktor, der zum Borderline-Funktionieren führt.

10. Ist es auch eine Form des Leidens, andere leiden zu lassen?

Ein Mann von 35 Jahren, mit einem sehr angespannten Körper, einer seltsamen Unstimmigkeit zwischen dem Lächeln auf seinen Lippen und der Härte seines Blicks. Wenn ich mir selbst nachspüre, empfinde ich Angst: Ich kann spüren, wie sein Sarkasmus[16] *an meinem Fleisch kratzt. Er wurde zu mir geschickt, weil er seine Partnerin misshandelt.*

---

16 Aus dem Griechischen: sarkaizein, das heißt »das Fleisch zerfetzen, zerfleischen« (Cortellazzo und Zolli 1983).

Er sagt mir mit spöttischer Kälte: »Wenn ich mit einer Frau zusammen bin, fühle ich nichts als mein eigenes Vergnügen. Ich bin an meinem eigenen Vergnügen interessiert. Zu Beginn gibt es keine Probleme. Irgendwann passiert es dann immer, dass sie mir widerspricht; das kann ich nicht ertragen. Es gibt keinen Grund für meine Wut, also will sie gehen. Versteht sie nicht, dass sie da zu bleiben hat? Und wenn sie es nicht im Guten versteht, wird sie es auf die harte Art kapieren.«
»Haben Sie gesagt, dass das immer irgendwann in Ihren Beziehungen passiert?«
»Ja ... aber Sie müssen wissen, dass ich Frauen im Grunde wie Prostituierte behandle, weil sie alle Huren sind. Sie merken es nicht, weil ich gerissen bin, aber ich nutze sie aus. Am Ende, wenn sie es merken, ist es zu spät, ich habe sie bereits ausgenutzt...«.

Aber was ist mit dem Schmerz derjenigen, die den Schmerz anderer verursachen? Derer, die foltern, missbrauchen, vergewaltigen, töten? Ist das auch ein Leiden? Und wenn ja, welche Bedeutung kann es haben? Die Debatte über die Komplexität psychopathischer Erfahrungen ist sehr lebhaft, jede Vereinfachung ist riskant, wir beschränken uns hier auf einige Hinweise, um diese Erlebnisqualität in die möglichen Formen des Leidens einzubeziehen, und verweisen den Leser auf eine spezielle Veröffentlichung (Francesetti 2020).

In der Psychopathie wird der andere verdinglicht, d. h. als Objekt für die eigenen Zwecke wahrgenommen und behandelt, es herrscht Gleichgültigkeit oder gar eine Lust an seinem Schmerz. Die Ich-Du-Beziehung ist nicht möglich, sie ist eine Ich-Es-Beziehung (Buber 2011). Die Bedingungen, die die Forschung als Risikofaktoren und Prädispositionen für psychopathisches Verhalten identifiziert hat, sind vielfältig und können in individuelle und situative (Bedingungen) unterteilt werden. Zu ersteren gehören biologische Prädispositionen (einige genetische und hormonelle Anlagen) und biografische (bei den meisten psychopathischen Persönlichkeiten gab es eine polytraumatische Kindheit). Zu letzteren gehören: Situationen, in denen auch Menschen, die keine biologischen oder persönlichkeitsbedingten Prädispositionen haben, gewalttätig und verdinglichend agieren (der von Zimbardo 2008 im Stanford-Experiment beschriebene Luzifer-Effekt); und die Überlegungen zu gewalttätigem Handeln als Folge der Technologieentwicklung, die eine Kluft zwischen der Fähigkeit des Menschen, etwas zu erzeugen, und seiner Fähigkeit, die Folgen zu beherrschen, herstellt. Wir verweisen auf die zitierte Literatur für eine tiefergehende Auseinandersetzung mit diesen Themen und beschränken uns hier darauf, eine relationale Dimension hervorzuheben, die uns helfen kann, Bedeutung für eine Erfahrung zu finden, die oft jenseits des Verständlichen, Akzeptablen und Menschlichen liegt. Das relationale Element, das ich vorschlage, erschöpft die anderen beteiligten Dimensionen nicht und ist auch keine Alternative zu ihnen, sondern fügt ihnen eine weitere Richtung für Forschung und klinische Arbeit hinzu. Wenn in einer relationalen Feldperspektive zu leiden bedeutet, etwas mit sich zu tragen, dann ist dies vielleicht die Situation des äußersten Leidens: Hier ist der erlebte Schmerz so weit entfernt, dass wir das Fleisch eines anderen brauchen, um ihn tragen zu können. Unser Fleisch ist für diesen Schmerz so betäubt, dass wir dem anderen Schmerz zufügen müssen, damit dieser zutage tritt. Auf diese Weise wird das Böse in der Welt verbreitet. Es gibt viele Grade davon, vom ganz alltäglichen, der zu uns allen gehört, über den, der in den Nachrichten vorkommt, wo jemand so weit geht zu töten oder zu foltern, bis hin zu den gesellschaftlich akzeptierten oder vorgeschriebenen Situationen in Kriegen und bei der Verfolgung von Minderheitengruppen. Psychopathie wird in der Psychotherapie oft nur am Rande behandelt, weil nur selten um Hilfe gebeten wird und ihre Behandlung – meist in einer Institution wie dem Gefängnis – sehr schwierig ist. Es ist die Erfahrung derjenigen, die, ohne Böses zu empfinden, Böses tun. Es ist die Tragödie derjenigen, die ihren eigenen Schmerz nicht spüren und ihn in anderen provozieren. Der Schmerz desjenigen, der keinen Schmerz empfindet, wird zum verursachten Leid und zum Schmerz, der im anderen entsteht. Derjenige, der foltert, drückt seine eigene Abwesenheit dadurch aus, dass er beim Gefolterten Schmerz provoziert. Es ist eine Transformation von *Bösem als Abwesenheit* in *Böses als Tat*, und dies wiederum in *Böses als Schmerz*. Dieses Leiden – dessen Erfahrung der Möglichkeit beraubt ist, den Schmerz des anderen zu fühlen – muss als eigenständiges Phänomen in die Psychopathologie aufgenommen werden.

Welchen Sinn können wir in diesem Leiden erblicken? In einer radikal relationalen Sichtweise können wir zu einer Hypothese über die vitale Intentionalität dieses Aktes gelangen: der Schmerz, der nicht gefühlt werden kann, wird in einem anderen Geschöpf zum Leben erweckt. Nur so kann er ans Licht kommen und transformiert werden. Es ist klar, dass es in uns ein Gefühl der Abscheu weckt, denn wir reagieren auf die Perversion, die diesem Prozess innewohnt: Der Unschuldige erleidet Gewalt und Schmerz, um den Schmerz des Täters zu transformieren. Simone Weils Worte sind in diesem Punkt erhellend:

> »Der leidende Unschuldige weiß die Wahrheit über seinen Henker, der Henker weiß sie nicht. Das Böse, das der Unschuldige in sich selber empfindet, ist in seinem Henker, aber dort ist es unempfindbar. Der Unschuldige kann

> das Böse nur als Leiden kennen. Was in dem Verbrecher nicht empfunden wird, das ist das Verbrechen. […] Der Unschuldige ist es, der imstande ist, die Hölle zu empfinden.« (Weil 1952, 103)

> »Jedes Verbrechen überträgt das Böse von dem Handelnden auf den Erleidenden.« (Ebd. 104)

Simone Weil schreibt über die Verwandlung von Abwesenheit in Schmerz und in Schönheit:

> »Der falsche Gott verwandelt das Leiden in Gewaltsamkeit. Der wahre Gott verwandelt die Gewaltsamkeit in Leiden.« (Ebd.)

> »Die Geduld besteht darin, dass man das Leiden nicht in Verbrechen umwandelt. Dies genügt schon, um das Verbrechen in Leiden umzuwandeln.« (Ebd. 105)

> »Die Reinheit ist völlig unverwundbar in ihrem Wesen als Reinheit, insofern als keine Gewalt sie minder rein macht. Insofern aber ist sie auf das äußerste verwundbar, als jedes ihr angetane Böse sie leiden macht und jede Sünde, die sie berührt, in ihr zu Leiden wird.« (Ebd. 106)

> »Das Böse ist immer die Zerstörung sinnlicher Dinge, in denen das Gute wirklich gegenwärtig ist. Das Böse wird von denen verübt, die von dieser wirklichen Gegenwart keine Kenntnis haben. Insofern ist es wahr, dass niemand willentlich böse ist. […] Gut ist, was Wesen und Dingen ein Mehr an Wirklichkeit verleiht, böse, was ihre Wirklichkeit mindert.« (Ebd. 109 f.)

Wie bereits beschrieben, ist es für eine psychopathische Persönlichkeit schwierig, mit einer Bitte um Hilfe aufzuwarten, obwohl es passieren kann. Die Logik, das Fleisch des Anderen zu benutzen, um einen Schmerz ans Licht zu bringen, den wir nicht fühlen können, geschieht jedoch ständig bei jedem von uns, auf weniger intensive oder kontinuierliche Weise als bei denen, die ihre Persönlichkeit auf diese Weise strukturiert haben. Ich habe schon erwähnt, dass die Verdinglichung des Anderen, ohne Rücksicht auf den Schaden, den wir ihm zufügen, das Charakteristikum des psychopathischen Feldes ist. Aber ist sie nicht auch eine der mächtigsten Kräfte im aktuellen gesellschaftlichen Feld? Eine Gesellschaft, die auf Kapital, auf manischem und beschleunigtem Konsum basiert, wird ständig von Kräften bewegt, die entfremden, die den Menschen als Objekt behandeln. Unsere Profile, die durch die von uns genutzten Online-Dienste (Suchmaschinen, soziale Netzwerke, Verkaufsseiten usw.) mit *Big-Data-Technologien* verarbeitet werden, sind eine kontinuierliche und allgegenwärtige Verdinglichung eines jeden von uns (Benasayag 2016). Könnte Psychopathie nicht ein Epiphänomen sein, das den weit verbreiteten, normalen, allgemeinen und unterschwelligen Schmerz, kein Subjekt zu sein, ans Licht bringt? Beobachten wir in der klinischen Praxis und in den Nachrichten nur die extremen oder hervorstechenden oder weniger »sozio-syntonen« Grade eines normalen, allgegenwärtigen, fast konstitutiven Phänomens unserer sozialen Organisationen? Könnten wir nicht – zumindest provokativ – die Perspektive umkehren, um sie komplexer zu machen? Was wäre, wenn Psychopathen diejenigen wären, die sich am meisten an die aktuellen gesellschaftlichen Kräfte anpassen und sich mit ihnen identifizieren und daher – paradoxerweise – die am wenigsten asozialen von allen sind? Es handelt sich hierbei genaugenommen um Provokationen, die den Sinn haben, nie zu vergessen, dass der soziale Hintergrund auch in individuellen Geschichten und in jeder diagnostischen und psychopathologischen Beschreibung präsent ist (Gecele 2016). In der klinischen Arbeit ist es wichtig zu erkennen, dass die therapeutische Situation ein Sandkorn ist, in dem sich das ganze Universum wiederfindet (William Blake 1863) und wie das soziale Feld therapeutische Prozesse unterstützt oder behindert. Es ist auch eine notwendige Perspektive, um nicht unwissentlich in das soziale Feld hineingezogen zu werden und die Kräfte auszuagieren, deren Folgen wir dann bezahlen. Es ist auch eine Unterstützung für die Einübung des *Nein*, als Akt der Unterbrechung der Konfluenz mit den sozialen Kräften, von denen wir unweigerlich getroffen werden.

11. Welchen Zusammenhang können wir zwischen Lebensereignissen und bestimmten psychopathologischen Formen erkennen?

Wir haben bereits gesehen, dass es eine enge Beziehung zwischen schwierigen Lebenserfahrungen und psychopathologischem Leiden gibt und ebenso, wie wichtig die Unterscheidung zwischen neurotischen, Borderline- und psychotischen Funktionen ist. Versuchen wir, diese Konzepte zu verwenden und stellen wir uns vor, sie auf ein kartesianisches Diagramm zu übertragen: Es ist wichtig, das sich daraus ergebende Bild als Unterstützung für klinische Überlegungen zu betrachten und nicht als eine Karte, die präzise klinische Bereiche darstellt, da wir sonst riskieren, eine reduktionistische, kausalistische und mechanistische Perspektive einzunehmen, die uns bei unserer Arbeit nicht helfen wird. Wenn wir dieses Risiko vermeiden, kann dieses synoptische Bild ein mögliches Netzwerk von Zusammenhängen zwischen verschiedenen Ereignissen und klinischen Merkmalen bieten.

Auf der vertikalen Achse, der Ordinatenachse, haben wir unten die psychotischen Erfahrungen, die Borderline-Erfahrungen in der Mitte und oben die neurotischen Erfahrungen. Zuunterst finden wir die Wahrnehmungsdimension der *Vorgestalten*, in der Mitte die Säulen des Herkules und oben die *Endgestalten*. Wenn wir uns von oben nach unten bewegen, finden wir zunächst die neurotische Erfahrung.

Hier ist die Erfahrung

1) durch das Vorhandensein einer Grenze gekennzeichnet, die das Subjekt vom Objekt (von der Welt) unterscheidet, und
2) durch die Zugehörigkeit zur gemeinsamen Welt. Diese Dimension der Erfahrung ist durch die Grammatik unserer Sprache beschreibbar.

Die untere Dimension hingegen ist mit den Mitteln der Poesie beschreibbar oder, wenn eine Differenzierung oder ein Zugehörigkeitsgefühl unmöglich sind, mit der Sprache des Wahnsinns, der Halluzination und des Deliriums.

Die Sprache der Borderline-Ebene ist durch die ständige Suche nach Verbindung und Unterscheidung gekennzeichnet und drückt sich in der Therapie als das Bedürfnis der Patientin – und der Therapeutin – aus, autonom die Worte zu finden, die das eigene Erleben beschreiben, und gleichzeitig verstanden zu werden in einer gemeinsamen Welt mit gemeinsam geteilter Bedeutung. Es ist die unaufhörliche und riskante Suche nach einer Sprache, die gleichzeitig den eigenen Erfahrungen entspricht und mit dem anderen geteilt wird.

Auf der horizontalen X-Achse können wir auf der linken Seite die Erfahrungen von *Vernachlässigung* (Einsamkeit und Verwahrlosung) und auf der rechten Seite die Erfahrungen von Übergriffigkeit und Verwirrung (emotionaler und sexueller Missbrauch, Misshandlung) platzieren.

Wenn wir Linien hypothetischer klinischer Entwicklungen einzeichnen, können wir das *depressive Erleben* auf der linken Seite der Abbildung platzieren, da in der Anamnese typischerweise Erfahrungen von *Vernachlässigung* vorkommen. Die Funktionsweise kann eine neurotische, Borderline- oder psychotische Form annehmen. *Melancholische Depressionen und bipolare Störungen* sind in diesem letzten Quadranten angesiedelt. Hier geht es um das Gefühl, nicht zu einer gemeinsamen Welt dazuzugehören, von der man sich ausgeschlossen (depressiver Pol, bei dem der andere unerreichbar und sehr weit weg ist) oder übermäßig eingebunden (manischer Pol, bei dem der andere ebenfalls unerreichbar ist, weil immer in Reichweite, also illusorischerweise immer schon erreicht) fühlt (Francesetti und Gecele 2015). Noch weiter unten, im psychotischen Bereich, aber auf der rechten Seite der Abbildung, können wir die Erfahrungen des *schizophrenen Spektrums* ansiedeln: in der Beziehungsgeschichte gibt es oft Erfahrungen von symbiotischer Invasion und Undifferenziertheit; die Schwierigkeit besteht vor allem darin, eine klare Grenze zwischen Subjekt und Umwelt zu konstituieren. Offensichtlich impliziert jede Erfahrung von Missbrauch und Invasion auch *Vernachlässigung*. In der Mitte können wir die psychotisch-schizoaffektiven Erfahrungen ansiedeln, bei denen sowohl depressiv-manische als auch schizophrene Symptome vorhanden sind, bei denen also sowohl die Abgrenzung als auch das Erleben, Teil einer gemeinsamen Welt zu sein, problematisch sind. Rechts vom depressiven Erleben können wir den Bereich der *Panikstörung, den phobischen und zwanghaften Bereich* platzieren. Diese Arten des Leidens haben auch eine erfahrungsmäßige Wurzel in der Einsamkeit: bei der Panikstörung eine unausgedrückte oder verleugnete Einsamkeit hinsichtlich des Bedürfnisses, beschützt zu sein, wenn man der Welt ausgesetzt ist (Francesetti 2009); bei der Zwangsstörung eine Einsamkeit voller Angst und Schrecken in einer Umgebung, in der es keinen Zufluchtsort gibt, so dass, um dem Schrecken zu entkommen, die einzige Möglichkeit darin besteht, aufzuhören, den Körper zu bewohnen und Zuflucht in Gedanken zu finden (Francesetti et al. 2019). Weiter rechts finden wir die *Essstörungen*, bei denen in der Geschichte der Rückzug aus der erlebten Körperlichkeit meist in Verbindung mit einer Beziehungserfahrung von Übergriffen und Grenzverwirrungen vorliegt. *Angst* als Symptom kann in jedem Bereich des Bildes vorkommen, da sie eine Unterbrechung der Erregung im Prozess der Emotionsbildung ist. *Süchte* sind Verhaltensweisen, die das Ergebnis verschiedener biografischer Verläufe sein können, wir können Süchte jedoch generell in den Bereich der Borderline-Funktionen einordnen. *Persönlichkeitsstörungen* würden eine weitere Dimension erfordern, um dargestellt zu werden, oder wir können sie als die *eigentliche Folie*, den Hintergrund, konzipieren, auf dem die genannten Störungen zu verorten sind. Sie sind ich-synton, und können daher als nicht störend erlebt werden, und sie können neurotische, Borderline- oder psychotische Funktionsweisen haben (obwohl, wie wir zuvor gesehen haben, Persönlichkeitsstörungen mit Borderline-Funktionen in die anderen Arten von Leiden »eingedrungen« sind). Ein narzisstischer Persönlichkeitsstil kann z. B. psychotische, Borderline- oder neurotische Funktionsweisen zeigen und eines der verschiedenen oben beschriebenen Leiden aufweisen (oder auch nicht). Da die Persönlichkeit das Ergebnis der sich wechselseitig beeinflussenden Ausformung des Subjekts in einer gegebenen Umgebung ist, können wir paradoxerweise sagen, dass es sich um »erfolgreiche« kreative Anpassungen handelt. Tatsächlich kommen Patientinnen nicht freiwillig wegen einer Persönlichkeitsstörung in die Therapie, sondern wegen eines auftretenden Symptoms oder wegen des Scheiterns von Beziehungen, die mit ihrer Persönlichkeit zusammenhängen. Das Studium der in einer Gesellschaft vorherrschenden Persönlichkeitsstörungen ist ein Weg, die Gesellschaft selbst zu studieren, insbesondere die Problembereiche, die die Gesellschaft zum Ausdruck bringt, mit der man selbst konfluent ist und derer man sich daher weniger bewusst ist.

Es ist wichtig, noch einmal zu betonen, dass diese Darstellung nicht als starre oder allumfassende Landkarte verstanden werden sollte, sondern als eine der Möglichkeiten, Hypothesen über die Beziehungen zwischen Funktionsweise, Störungen und Lebensgeschichten aufzustellen. Aber die Realität ist viel komplexer als das, und die Einzigartigkeit jeder Geschichte ist auf dieses Schema nicht reduzierbar.

12. Wird das Leiden über die Generationen weitergegeben?[17]

Diese Frage führt uns dazu, den Blick über die Dimension der individuellen Biografie hinaus zu erweitern. Bei der Erforschung der Genese des menschlichen Leidens haben sich die »Psycho«-Wissenschaften in der historischen Entwicklung auf verschiedene Hypothesen konzentriert, um den Ursprung des Leidens zu erklären, jeweils in Bezug auf ihre Anthropologien und Epistemologien (Civita 1999; Pagnini 2010): noch heute finden wir in unserem Fachbereich verschiedene Modelle, die im Laufe der Zeit aktualisiert wurden und vielleicht sogar zunehmend versuchen, in einen Dialog zu treten. Darunter gibt es biologische Modelle, in denen die Genese des Leidens in einer Veränderung einer organischen, meist zerebralen Funktion liegt.[18]

Andere Modelle, die fix voraussetzen, dass es unmöglich sei, die »Black Box« unserer mentalen Funktionsweise zu ergründen, sind beim beobachtbarem

17 Dieser Absatz ist zum Teil meinem Kapitel in Spagnuolo Lobb at al. 2016 entnommen. Zur weiteren Diskussion wird auf diesen Text verwiesen (Francesetti 2016).

18 Als Stammvater dieser Position kann der deutsche Psychiater Wilhelm Griesinger (1861) gelten, der Mitte des 19. Jh.s behauptete, psychische Erkrankungen seien Krankheiten des Gehirns (dieses Organ sondert Gedanken ab, so wie die Leber Galle absondert; seine Fehlfunktion verändert daher den Geist).

Verhalten stehen geblieben: Diese Position war in der ersten Hälfte des 20. Jahrhunderts die Grundlage des Behaviorismus und einiger späterer kognitivistischer Entwicklungen. Die Psychoanalyse ihrerseits erarbeitete klassischerweise ein Modell der Psychopathologie, das als Ergebnis eines inneren Konflikts zwischen unvereinbaren Trieben und der Umwelt konzipiert war. Nach dem Zweiten Weltkrieg des vorigen Jahrhunderts vollzog sich unter dem Einfluss tiefgreifender sozialer und kultureller Veränderungen, die insbesondere in Nordamerika und Westeuropa stattfanden, ein grundlegender Wandel: In der Psychotherapie nahm die zwischenmenschliche Beziehung eine immer zentralere Rolle ein, was die Modelle über die Entstehung menschlichen Leidens teilweise revolutionierte. Insbesondere die humanistischen Bewegungen und die Entstehung des systemischen Ansatzes haben bei dieser Erneuerung eine zentrale Rolle gespielt. Der Blick hat sich vom Individuum auf die Umwelt ausgeweitet, und der Ursprung des Unbehagens wurde im Beziehungsgeflecht gesucht, das die Person in ihrem aktuellen Leben oder in ihrer Familiengeschichte hat. Ausgehend von der ersten Hälfte des 19. Jahrhunderts entstand unter dem Einfluss der phänomenologischen Philosophie parallel zur Psychotherapie die phänomenologische Psychiatrie, die sich auf die Subjektivität und ihre relationalen Wurzeln als Grundlage des Leidens- und Behandlungsverständnisses konzentriert[19] (Borgna 2006; Stanghellini et al. 2019). Auch die Psychoanalyse hat ihre Konzeptionen nach und nach erneuert: In der zeitgenössischen Psychoanalyse ist das Leiden nicht mehr die Folge eines intrapsychischen Konflikts, sondern eines Versagens der Umwelt, eines Mangels oder einer Fehlentwicklung in der Versorgung der Kinder durch ihre Eltern (Eagle 2011). Wir können diese Modelle danach unterscheiden, welche Beobachtungseinheit sie zugrunde legen: das Gehirn, das Individuum, oder die Beziehungen, die das Subjekt in seiner eigenen Biographie unterhält und unterhalten hat. Jede Beobachtungseinheit ist legitim, solange derjenige, der sie verwendet, sich der Möglichkeiten und Grenzen bewusst ist, die sie impliziert. In der Geschichte der Psychotherapie hat sich der Blick immer mehr geweitet, und wir sind heute die Nachkommen einer Konzeption, die vor allem den Einfluss der Eltern auf die Entwicklung der Kinder in den Blick genommen hat und damit als vertikale Beobachtungseinheit die Beziehung zwischen zwei Generationen, der der Eltern und der der Kinder, und als horizontale Beobachtungseinheit die Familie verwendet. Historisch gesehen hat diese Sichtweise das Verdienst, die Möglichkeiten für das Verständnis der Psychopathologie und die Ausarbeitung

---

19 Als exemplarischen Kontrapunkt zu Griesingers Reduktionismus zitieren wir Erwin Straus (1935): »Es ist der Mensch, der denkt, nicht das Gehirn.«

von Behandlungsmöglichkeiten erheblich zu erweitern. Auf der anderen Seite war sie dafür verantwortlich, Eltern in einer Weise anzuklagen, die oft vorurteilsbehaftet, herabsetzend und schädlich war. Vor diesem historischen Hintergrund hat die Gestaltpsychotherapie eine radikal relationale Theorie entwickelt, die das Organismus/Umwelt-Feld und ein Verständnis des Selbst, das nicht auf das Individuum reduzierbar ist, als untrennbare Beobachtungseinheiten begreift (Perls et al. 1951/2002; Spagnuolo Lobb 2013; Francesetti 2015, 2018; Robine 2018); die Theorie schließt auch die soziale Dimension als unvermeidlichen Hintergrund zum Verständnis des Individuums, der Familien, der Gruppen und der Gemeinschaften mit ein. Die Praxis hingegen hatte – abhängig von den Kontexten – oszillierende Anwendungen zwischen eher individualistischen und eher relationalen Vorgehensweisen (Vázquez Bandín 2014; Jacobs und Hycner 2009). In der Gestaltperspektive entsteht das Leiden aus den erlebten Beziehungen und taucht in der Sitzung als ko-kreiertes phänomenales Feld[20] auf (Francesetti et al. 2016: Francesetti 2015, 2019a, 2019b). Der Prozess der Erweiterung des Blicks innerhalb der »Psycho«-Wissenschaften scheint sich heute jedoch weiter fortzusetzen: Im Laufe der Jahrzehnte gab es eine Reihe von Autoren, die ihren Blick über die Elterngeneration ersten Grades hinaus ausgedehnt haben und theoretische Einsichten, klinische Darstellungen und auch überzeugende empirische Forschung anbieten (siehe z. B. Ancelin Schützenberger 2001; Boszormenyi-Nagy und Spark 1981; Bowen 1978; Beck 1987; Carter und McGoldrick 1998, 2003). Diese Autoren haben darauf hingewiesen, dass es für das Verständnis des Leidens der Patienten notwendig sei, den Horizont um mehrere Vorgängergenerationen zu erweitern und nicht nur die erste einzubeziehen. Allerdings sind diese Stimmen, obwohl sie maßgeblich sind, in der Welt der Psychotherapie eher isoliert geblieben, wo weiterhin mehr auf das Individuum oder die Beziehungen ersten Grades geschaut wird. Heute scheinen sich jedoch einige Forschungslinien herauszukristallisieren, die den Horizont unseres Verständnisses der Psychopathologie erheblich vergrößern könnten. Unter diesen halte ich die Studien zur Epigenetik und zur Übertragung von Traumata für besonders relevant. Dank der wachsenden Energie, die heute diesen beiden Forschungsbereichen gewidmet wird, eröffnet sich vielleicht eine transgenerationale Perspektive in der Psychotherapie, die deren Praxis maßgeblich beeinflussen kann. Eine solche Perspektive kann in der klinischen Praxis tatsächlich eine tiefgreifenden Auswirkung haben: Sie hilft uns zu verstehen, wie das Kind im Laufe seiner Entwicklung einem Leiden

---

20 Für eine Erweiterung der Konzepte des phänomenalen Feldes, des phänomenologischen Feldes und der Interventionsstrategie aus einer Feldperspektive siehe Francesetti (2019b).

Gestalt gibt, das aus einer zeitlich und räumlich entfernten Dimension kommt, aber in irgendeiner Weise in seinem Leben präsent ist und seine Gesundheit beeinträchtigt. Diese Entwicklung antwortet vielleicht auch auf ein aktuelles und tiefgreifendes gesellschaftliches Bedürfnis, die Verwurzelung in der Erinnerung und in der Geschichte in einer kulturellen Phase wiederzuerlangen, in der die Zeit fragmentiert, von der Tradition entwurzelt, auf Gegenwart und auf Beschleunigung zentriert ist (Bauman 2008; Rosa 2013). *Transgenerationale* Übertragung bezieht sich auf die Weitergabe von Annahmen, Erfahrungen, Überzeugungen, Werten, Mythen, Verboten, Pflichten, Schulden und Verdiensten, Geboten, Geheimnissen, Lebensskripten, Loyalitäten usw. von einer Generation zur nächsten, die nicht explizit gemacht, sondern unausgesprochen und oft nicht verbalisierbar weitergegeben werden. Sie werden an die Nachkommen übermittelt, ohne dass sie ausgesprochen, bedacht und somit auch nicht erkannt und verarbeitet werden können. Es gibt auch eine explizite familiäre Überlieferung, die aus verbalisierten Erzählungen oder Geboten besteht (z. B. »Du musst Anwalt werden« oder »Wir haben ein gutes musikalisches Gehör in unserer Familie«), die über das Gesagte und das Sagbare vermittelt wird. Dies kann als *intergenerationale*[21] Übertragung bezeichnet werden (Ancelin Schützenberger 2001). Letztere kann von den Nachkommen leichter erkannt und kritisiert werden, und daher ist es eher möglich, sich davon zu distanzieren und abzugrenzen. Diese Art der Übertragung wurde seit Freuds Zeit (1913) als Hypothese verwendet, aber sie ist oft eine heuristische Annahme geblieben, um der Theorie eine Grundlage zu geben, und kein Element, das die klinische Praxis beeinflusst. In den letzten Jahrzehnten hat das Interesse an Trauma, an seinen Auswirkungen auf den Betroffenen und die nachfolgenden Generationen, stetig zugenommen (Mucci 2014), auch innerhalb der Gestaltpsychotherapie (Taylor 2014). Die psychologischen Auswirkungen traumatischer Erlebnisse sind vor allem *Hyperarousal* und Dissoziation. Beide aktivieren hauptsächlich die rechte Hirnhemisphäre, den Ort des impliziten (Hugdahl 1995) und autobiografischen (Markowitsch et al. 2000) Gedächtnisses, das tiefe, präverbale Spuren in der eigenen Geschichte und Selbstdefinition hinterlässt (Schiffer et al. 1995; Taylor 2014). Verweilen wir insbesondere bei der Dissoziation, die die unvermeidliche und radikale Reaktion auf ein Trauma darstellt: Diese kreative Anpassung greift als Schutz während des Traumas ein, indem sie die Erfahrung isoliert, die nicht assimiliert und integriert werden kann. Es ist »eine Flucht, wenn es kein Entkommen gibt« (Putnam 1992, 104,

21 Diese Unterscheidung zwischen transgenerational und intergenerational wird in der Literatur zu diesem Thema nicht immer beibehalten.

zit. n. Lingiardi 2014, X und kann aus neurologischer Sicht als »eine Unterbrechung in der Integration der höheren Bewusstseinsfunktionen (Bewusstsein, Identität, Gedächtnis, Wahrnehmung der Umgebung)« definiert werden (Liotti 2005, zit. n. ebd.). Aus einer gestalttherapeutischen Perspektive kann Dissoziation als eine Erfahrung beschrieben werden, der man sich nicht nähern oder die man nicht assimilieren kann, die starr im Hintergrund eingefroren ist, umhüllt und geschützt von einer Anästhesie. Diese Erfahrung bleibt abgesondert und kann nicht zum Entstehen einer Figur beitragen. Andererseits, wie wir oben gesehen haben, wenn sie zur Figur wird, aber gleichzeitig nicht vom Hintergrund integriert und unterstützt wird, ist sie unerträglich und die Person verliert den Kontakt mit dem Hier und Jetzt und wird in die traumatischen Erfahrungen hineingesogen, die auftauchen, als seien sie gegenwärtig. Dissoziation ist eine kreative Anpassung, wenn es keine relationale Unterstützung gibt, um die Erfahrung zu assimilieren. Diese Beobachtung erlaubt es uns, einen entscheidenden Aspekt in der Definition von Trauma hervorzuheben: Dieses wird nicht nur durch das Ereignis konstituiert, sondern auch durch den Mangel an relationaler Unterstützung, die notwendig ist, um es zu durchlaufen und zu verarbeiten (Stolorow 2007). Wie schon beschrieben, bedeutet *»erleben«* etymologisch »durchqueren«, so dass wir sagen können, dass ein Trauma in jeder Hinsicht keine vollendete Erfahrung ist, da es aufgrund von mangelnder Unterstützung (support) nicht durchquert wurde. *Trauma* kommt etymologisch von *tarami*, durchbohrt, durchquert werden: Der Mangel an relationaler Unterstützung bedeutet, dass wir, anstatt eine Erfahrung zu durchleben, von ihr durchbohrt werden. Dies offenbart einen Aspekt des Traumas, der oft nicht genug betont wird: Einsamkeit. Es ist das Fehlen des Anderen, der durch Resonanz ermöglicht, dem Erlebten Gestalt zu geben, dem Unsagbaren, Unaussprechlichen, Überwältigenden ein relationales Zuhause zu geben. In einem Feld, das ein Trauma in sich trägt, gibt es diese Qualität der Einsamkeit, die durch Dissoziation toleriert wird: eine schützende Anästhesie, ein Loch in der narrativen Handlung; eine Erlebnisleere, wo es eine Beziehungsleere gibt. Es gibt also viele Belege dafür, dass Traumata über mehrere Generationen hinweg von einer Generation auf die nächste übertragen werden (Mucci 2014; Liotti 2005); aber wie erfolgt diese Übertragung?

Eine relationale Übertragung

Schore (2010) hat, anknüpfend an die neurowissenschaftliche Forschung und im Bereich der *Säuglingsforschung*, viele Belege dafür gesammelt, dass unbewältigte Traumata bei der *Bezugsperson* zu Veränderungen der Stimmung, der

Stressbewältigung und der Regulationsfunktion in der Beziehung zum Kind führen, Veränderungen und Störungen, die sich wiederum prägend auf die Regulationsfunktionen des sich entwickelnden Gehirns des Kindes auswirken. Studien zur Übertragung von Bindungsmodi haben auch hervorgehoben, wie Modalitäten des Miteinander-Seins von Eltern auf Kinder übertragen werden (Liotti 2005; Mucci 2014; Taylor 2014). Diese Ausführungen scheinen als gemeinsamen Nenner die Schwierigkeit oder Unfähigkeit der Eltern zu haben, sich auf das Kind einzustellen, wenn in den Kontakt dissoziierte Erfahrungen hineinspielen (Lyons-Ruth und Block 1996). *Die dissoziierten Erfahrungen waren einst eine relationale Leere, die sich heute als sensorische Leere darstellt, und durch diese Anästhesie im Kontakt werden sie wieder eine relationale Leere, die an die nächste Generation weitergegeben wird.* Ein Merkmal, das von all jenen hervorgehoben wird, die sich mit intergenerationalem Trauma beschäftigt haben, betrifft die Bedeutung des Schweigens für das Trauma: *Je größer das Vorhandensein von Schweigen ist, desto stärker sind die Auswirkungen des Traumas* in der familiären und sozialen Übertragung. Schweigen und Anästhesie scheinen die Ursache für die Übertragung von Material von einer Generation zur anderen zu sein, Effekte, die in der zweiten und noch mehr in der dritten Generation deutlich hervorgehoben werden (Bar-On 1997; Danieli 1993). Dieses Schweigen erzeugt einen unterirdischen Fluss »von unbewussten Affekten und ausgelöschten Erinnerungen, die auf die nächste Generation übertragen werden, sogar in Form von Träumen, sowie von Themen, die ganzen Familien gemeinsam sind« (Mucci 2014, 81). Die Anklage und das Erzählen von Geschichten entsprechen einem tiefen Antrieb von Überlebenden massiver sozialer Traumata: »Überlebende verstehen, dass *diejenigen, die die traumatische Vergangenheit vergessen, dazu verdammt sind, sie zu wiederholen.* Aus diesem Grund ist das öffentliche Anprangern der Wahrheit der gemeinsame Nenner allen sozialen Handelns« (dt. Herman 2018, hier zit. und übers. n. ital. Ausgabe 2005, 268). Die Lüge und das Vergessen, die den Schmerz betäuben, sind eine schwerwiegende individuelle und soziale Gewalt und stellen auch in der Therapie ein Risiko dar, wenn die traumatischen Erfahrungen vom Therapeuten entkräftet werden, z. B. durch Verharmlosung oder Leugnung. Die relationale Übertragung des Traumas von einer Generation auf die andere scheint also auf der mangelnden Verarbeitung des Traumas durch diejenigen zu beruhen, die es erlitten haben: dies impliziert eine Dissoziation, d. h. die lebendige und unzugängliche Erinnerung an ein Ereignis, das weder assimiliert noch assimilierbar ist, welche die Kommunikations-, Beziehungs- und Kontaktmodalitäten auf unbewusste Weise beeinflusst und das Schreckgespenst auf die Kinder, auf die Kindeskinder und so weiter überträgt.

Eine epigenetische Übertragung

Ein weiterer neuer Forschungszweig von großem Interesse betrifft die epigenetische Übertragung (Bottaccioli 2014; Hochberg et al. 2011; Spector 2012). Diese Studien haben ein Dogma der Molekularbiologie widerlegt, dass die DNA eine »fundamentale Invariante« darstelle (Monod 1996). Der Begriff Epigenetik bedeutet etymologisch »über den Genen« und bezieht sich auf die Tatsache, dass die DNA durch Moleküle gekennzeichnet ist, die sich an sie anlagern, um ihre Funktionen, einschließlich der Genexpression, zu modulieren. Hierbei handelt es sich um eine äußerst wichtige Funktion, da ein Organismus nicht so sehr durch die Gene charakterisiert wird, die er besitzt, sondern durch diejenigen, die er nutzt. Die DNA stellt also ein Potential dar, das in Abhängigkeit von epigenetischen Signaturen zum Ausdruck gebracht werden kann oder nicht. Die drei entscheidenden Punkte dieser Studien sind: Erstens werden epigenetische Signaturen durch die Umwelt beeinflusst; zweitens sind sie auf nachfolgende Generationen übertragbar; drittens sind sie reversibel. Das bedeutet, dass Erfahrungen die DNA verändern können und diese Veränderungen an die Nachkommen weitergegeben werden. Dies ist die posthume Rache Lamarcks an Darwin, der mit seiner Theorie der »Vererbung erworbener Eigenschaften« genau diesen Mechanismus vermutet hatte. Einige Forschungen (McGowan et al. 2008) haben gezeigt, dass Mäusewelpen, die von wenig fürsorglichen Müttern aufgezogen werden, ihre DNA epigenetisch modifizieren, indem sie ihre Stressreaktion dauerhaft verändern, und diese Signatur an ihre Nachkommen weitergeben, was mindestens fünf Generationen lang beibehalten werden kann. Eine aktuelle Studie zeigte, wie die Auswirkungen von Traumata epigenetisch auf die Kinder von Holocaust-Überlebenden übertragen werden (Yehuda et al. 2015). Die traumatischen Erfahrungen der Großeltern und Vorfahren werden also auch biologisch und nicht nur durch Beziehungskontakt weitergegeben. Die relevanteste Erkenntnis für die Psychotherapie und die klinische Praxis (Hofer 2014) ist jedoch, dass Signaturen reversibel und durch Erfahrungen modifizierbar sind: Diese können die DNA-Signatur verändern. Dies macht deutlich, dass die Erfahrung in der Therapie die transgenerationale biologische Übertragung der Auswirkungen von Traumata, die von früheren Generationen erlebt wurden, unterbrechen kann. Wie Spector (2012) betont, ist die wichtigste Lektion, die wir aus epigenetischen Studien gelernt haben, dass wir unsere Gene, unser biologisches Schicksal und das unserer Kinder und Enkelkinder ändern können. In diesem Licht erweist oder bestätigt sich die Psychotherapie als eine der Kräfte des individuellen und gesellschaftlichen Wandels mit Auswirkungen auf kommende Generationen.

Zusammenfassend können wir also sagen, dass das Leiden zwischen den Generationen übertragen wird: Was mitgetragen wird, geht von einer Generation zur anderen über, solange es nicht ans Licht kommt und dadurch transformiert wird. Was nicht übermittelt und transformiert wird, wird übertragen.

Die Arbeit der Psychotherapie findet hier einen breiteren Sinnhorizont als nur die Aufhebung des Leidens eines Individuums: In diesem Licht wird sie zu einer Arbeit der Wiedergewinnung des existenziellen Gefüges der Welt, die den Patienten und den Therapeuten übersteigt, die ein mitgebrachtes Material transformiert, das über die Zeitspanne ihres Lebens hinausgeht und sich auf unvorhersehbare Weise auch auf zukünftige Generationen auswirkt.

13. Wie begegnet man dem Leiden in der psychotherapeutischen Sitzung?

Das Leiden taucht in der Sitzung als ästhetische und pathische Erfahrung auf: Es ist etwas, das der Therapeut fühlt (ästhetisch), ohne es wählen zu können (pathisch). Was auftaucht, ist das phänomenale Feld: ein Wahrscheinlichkeitshorizont von Ereignissen, der eine Erfahrungslandschaft mit den jeweiligen Möglichkeiten und Grenzen entwirft. Der Therapeut kann das Gefühl haben, dass der Abstand zwischen ihm und dem Patienten zu groß oder zu klein ist, dass die Luft bestimmte Qualitäten annimmt (schwer, verdünnt, dicht, zähflüssig usw.), dass sich Raum und Zeit verändern, er kann bestimmte Körperempfindungen spüren, die in bestimmten mehr oder weniger präzisen Bereichen lokalisiert sind, er kann den Impuls verspüren, sich zu entfernen oder sich zu nähern, oder Gefühle von Anziehung oder Abstoßung, er kann von einem Bild oder einer Erinnerung gestört werden. Er kann eine unbestimmte Angst oder einen Drang zum Scherzen verspüren oder im Gegenteil einen strengen und harten Ernst. Dies sind nur Beispiele unter den unendlichen Möglichkeiten von Empfindungen und Erfahrungen, die in der Sitzung auftauchen. Der Therapeut befindet sich bereits unmittelbar – und damit unvermittelt – in einer Landschaft. Es handelt sich eindeutig nicht um einen Bereich, in dem der Therapeut Entscheidungen darüber trifft, was er fühlen soll, sondern nur darum, offen für das Fühlen zu sein: Was er fühlt, fühlt er auf eine pathische Weise, d. h. erlittenerweise. Es ist das Pathos, das auftaucht (Waldenfels 2006) und das oft wie etwas Fremdes anklopft: Je mehr der Therapeut seine eigenen auftauchenden Empfindungen als fehl am Platz empfindet, desto wahrscheinlicher ist es, dass er etwas im phänomenalen Feld wahrnimmt, das darauf drängt, ans Licht zu kommen, Form zu finden und transformiert werden zu können. Dieses kostbare Fremde wirkt umso deplatzierter, je mehr es keinen relationalen Platz in der Geschichte des Patienten gefunden hat: es ist das *atopon* (vom griechischen a-topos, deplatziert), das sich am Rande des Bekannten, des Formulierten präsentiert, es ist der Anfang von etwas Unbekanntem (weil nicht Formuliertem), das immer schon auch bekannt war (weil es mitgebracht wird). Es ist das Verstörende – Unheimliche – der störende Gast, von dem Freud sprach: etwas, das als vertraut und fremd zugleich erscheint, belebt und unbelebt, das ein Gefühl von Entfremdung, Desorientierung, Unruhe, Erwartung erzeugt. Aber hier wird es nicht als ein bereits geformtes Verdrängtes verstanden, das verborgen gehalten wird und das durch Interpretation enthüllt werden muss. Vielmehr ist es eine Potentialität, die darauf drängt, ans Licht zu kommen, und die Art und Weise, wie sie Gestalt annimmt, wird auch vom Therapeuten und der Einzigartigkeit der Situation ko-kreiert. Es ist eine Potentialität, keine fertige Form: wie die Quantenphysik zeigt, nimmt bei der kontinuierlichen Entstehung von Materie aus Wellenfunktionen nur eine der unendlichen Möglichkeiten Gestalt an und fällt als Teilchen ins Hier und Jetzt (O'Neill 2008): in diesem Fall nimmt die Beziehungsform eine einzigartige und beispiellose Gestalt an, ausgehend von den Kontaktintentionalitäten der spezifischen therapeutischen Situation: die Intentionalität ist genau die *intrinsische* Spannung in der gegenwärtigen Situation.[22] Es gibt eine Dynamik, die dazu drängt, dem noch Unformulierten im Kontakt eine Form zu geben (Stern D. B. 2015), auch wenn noch keine endgültige Form zu erkennen ist. Darin wird die einzigartige und unwiederholbare Frucht der Kunst der Begegnung liegen. Der Therapeut nutzt sein eigenes Spüren, um das, was im phänomenalen Feld auftaucht, durch eine Reihe von Schritten zu erfassen, die spezifische Fähigkeiten erfordern: sich darauf einzustellen, das zu erspüren, was auftaucht; eine ästhetische Sensibilität zu besitzen, um es zu erfassen (die Sinne wach zu haben); die Beklemmung oder Verwirrung durch das *atopon* und die damit verbundene Ungewissheit auszuhalten, die daraus resultiert, dass man noch nicht weiß, wohin das, was gerade passiert, führen wird; das Wahrgenommene nicht vorschnell sich selbst oder dem Patienten zuzuschreiben; sich nicht mit dem zu identifizieren, was auftaucht, sondern es mit Neugierde zu begrüßen; darauf zu warten, dass etwas rund um die erste Empfindung oder nach der ersten Empfindung auftaucht, damit aus diesem Hintergrund ein Sinn für die erste Figur entstehen

22 Diese Art, Intentionalität zu verstehen, steht Merleau-Pontys (1966) Konzept der prä-prädikativen, leiblichen, anonymen, fungierenden (operativen) Intentionalität nahe.

kann; erwägen, wie man das Auftauchende durch die Weisheit (Phronesis) dieser spezifischen Situation heraus nutzen kann.[23] Das Auftauchen des zu bearbeitenden Themas wird oft durch das Gewahrsein erkannt, dass es etwas schwer Erträgliches oder Unpassendes ist, eben das *atopon*, und erfordert einen Akt der *Epoché*: das heißt ein Zurückhalten des Identifizierens, des Beurteilens, des Tuns, also ein Abwarten, ohne zu beurteilen, ob es gut oder schlecht, angemessen oder unangemessen ist. Wenn der Drang zu urteilen auftaucht, ist auch dieser der *Epoché* unterworfen: das heißt, auch er ist interessant und soll eher eingedämmt als ausgelebt werden. Der Therapeut nimmt eine Position der schöpferischen Indifferenz ein: Er lässt den Prozess, der sich entfaltet, entstehen, ohne ihn vorzeitig verändern zu wollen, er lässt den Fluss, der entsteht, fließen. *Epoché* ist die Aussetzung von Urteil und Handlung, sie geht dem Machen, also der *Poiesis*, voraus. Was dabei zum Vorschein kommt, ist die Art und Weise, wie die Beziehungsthemen des Patienten und des Therapeuten Gestalt annehmen, und die Tatsache, sie zu fühlen, ist der erste Schritt, sie anzunehmen. Aber es ist auch notwendig, dass der Therapeut bemerkt, dass er sie erlebt, um sie nicht unbewusst weiterzugeben, mit dem Risiko, den Patienten zu retraumatisieren.

Ein kleines klinisches Beispiel mag diesen Punkt illustrieren.

In einer Sitzung erzählt ein Patient, er habe erkannt, dass er sich mitunter lebensbedrohlichen Situationen aussetze, ohne Angst zu empfinden. Im letzten Jahr sei er in sein brennendes Auto gestiegen, um einige Dokumente zu holen, und habe dann einen Motorradunfall gehabt, weil er mit hoher Geschwindigkeit auf einer nassen Straße unterwegs gewesen sei. Im Nachhinein frage er sich, warum er sich in diese Gefahren begeben habe, ohne Angst zu empfinden. Und jetzt in der Sitzung, während er darüber spricht, spürt er ein Zittern in seinem Bauch. Wir verweilen bei der Empfindung und identifizieren sie als eine Form der Angst. Wir erforschen diese Erfahrungen und ihre Geschichte, in der Angst nie legitimiert war, zugunsten einer Persönlichkeit, die immer spartanisch, mutig und stark sein musste. An einem bestimmten Punkt spüre ich, dass etwas in meinem Atem stockt – und mir scheint, in seinem auch. Für einen Moment bleibt die Zeit zwischen uns stehen, wie in einer Spannung und einem Warten. Ich spüre ein Unbehagen, das ich loswerden möchte, und stelle eine schlecht formulierte und unverständliche Frage. Er sagt mir, dass er meine Frage nicht

---

23 Für eine ausführliche Diskussion der Kompetenzen für die therapeutische Arbeit aus einer Feldperspektive siehe Francesetti (2019a, 2019b) sowie Francesetti und Roubal (2020).

versteht. Ich merke, dass ich meine Frage auch nicht verstehe, und ich merke, dass ich sie nur gestellt hatte, weil ich in dieser unangenehmen Atempause vor etwas Angst gehabt hatte – vielleicht vor der Angst, ihn in dieser Leere, die zwischen uns entstanden war, allein zu lassen. Dies zu erkennen, entspannt mich, es scheint mir, dass ein kleines Licht zwischen uns eintritt, und so teile ich es mit ihm. Eine tiefe Erfahrung von Einsamkeit tut sich in ihm auf und er sagt: »Es ist gut zu wissen, dass du Angst hast, mich allein zu lassen, dass du Angst um mich hast. Das ist es, was ich vermisse. Dass jemand, der sich um mich sorgt, meine Einsamkeit sieht und Angst um mich hat … Ich habe Glück, in meinem Leben gibt es Menschen, die mich lieben und die ich liebe, aber das fehlt mir.« In diesem kleinen Beispiel können Sie sehen, wie ich mich in dem phänomenalen Feld verfangen habe, in dem Angst delegitimiert wird (meine kleine Angst war eine Angst, die in diesem Feld keine Daseinsberechtigung hatte), und reaktiv gehandelt habe, anstatt innezuhalten und meine Angst, ihn allein zu lassen, wahrzunehmen. In den nächsten Schritten gelang es uns, die Angst zu legitimieren und die Einsamkeit zu entdecken. Die aktive Spannung im Feld war in der Tat die Suche nach der Legitimation der Angst, die dem Gefühl der Einsamkeit und dem Bedürfnis, auch *zerbrechlich und begrenzt wahrgenommen zu werden, die Tür öffnet.*

14. Was passiert mit dem Leiden in der Psychotherapie-Sitzung?

Das Leiden taucht also auf phänomenale Weise auf, die Therapeutin spürt es durch ihren eigenen Körper, sie nimmt es auf: in diesem Sinne leiht sie ihr eigenes Fleisch der Dynamik des Feldes, damit das Leiden zum Vorschein kommen kann (Marion 2011). Auf diese Weise trägt sie zur Entstehung dessen bei, was im Feld zur Existenz drängt. Aber es zu empfangen und ans Licht zu bringen, indem man die auftauchenden Themen zirkulieren lässt, ist noch keine Therapie. Es ist der erste Schritt: Das, was auftaucht, ist darauf ausgerichtet, eine Form zu finden, um erkannt, in einem Kontakt erlebt und dann assimiliert zu werden. Es ist gerichtet-auf-, das heißt, es ist absichtsvoll. Hier ist die Intentionalität des Kontakts im Spiel, die intrinsische Kraft, die das Feld als Ereignishorizont konstituiert. Die Therapeutin wendet nun eine weitere ästhetische Kompetenz an: die erste besteht darin, sensibel und offen zu sein, um das, was auftaucht, zu spüren; die zweite besteht darin, ihre eigene Präsenz nach dem ästhetischen Kriterium zu modulieren, das dem Kontaktprozess innewohnt (Bloom 2006; Francesetti 2012): sie spürt das Wechselspiel von Anwesenheit und Abwesenheit und arbeitet daran, in der therapeutischen

Situation voll präsent und da zu sein. Es ist eine Präsenz, die sich fein und kontinuierlich moduliert, die zögernd, suchend, ins Spiel bringend, einen Prozess der Ungewissheit unterstützt, der Geduld, Aufmerksamkeit und die Fähigkeit erfordert, die Kraft, die Richtung, die Anmut, die Intensität und die gute Form dessen, was entsteht, zu erfassen. Die Aufgabe der Therapeutin ist es, für die Abwesenheit, die sich zeigt, gegenwärtig zu sein – und auf diese Weise ist die Abwesenheit nicht länger abwesend: endlich kann die offen gebliebene Gestalt, die unformulierte Erfahrung (Stern D. B. 2015), der störende und unbehagliche Gast, den die Patientin mitbringt (das Leiden), Existenz und Form annehmen und präsent werden. Dieser Prozess der Anwesenheit für die Abwesenheit wird begleitet von einer tiefen Involvierung der Therapeutin und dem Entstehen einer besonderen Atmosphäre in der Begegnung, die als Schönheit wahrnehmbar ist. Hier wird die Abwesenheit als Schmerz gegenwärtig, der zusammen mit einem Gefühl von Schönheit auftaucht, das sich im Raum ausbreitet, eine besondere Atmosphäre, die die Verwandlung von Abwesenheit in Anwesenheit, von zum Schweigen gebrachtem Schmerz in lebendige Schönheit signalisiert (Francesetti 2012).

Es sollte an dieser Stelle klar sein, dass das Paradigma, das ich beschreibe, weit von dem Modell entfernt ist, in dem die Therapeutin eine Expertin ist, die auf die Funktionsweise der Patientin einwirkt, um sie zu verändern und sie besser zu machen (medizinisches oder mono-personales Paradigma). Es ist aber auch nicht das Paradigma der Ko-Kreation, bei dem Therapeutin und Patientin interagieren und gemeinsam Veränderung bewirken (Paradigma der Ko-Kreation oder bi-personales Paradigma). Ich schlage hier ein anderes Szenario vor, das wir das *Paradigma des Feldes* nennen, das einer klinischen Praxis zugrunde liegt, die auf der Feldtheorie basiert: Die Therapeutin steht den transformativen Kräften im Feld zur Verfügung, die sowohl ihn als auch die Patientin transzendieren (Roubal und Francesetti 2020; Francesetti und Roubal 2020). Sein Eingreifen besteht darin, sensibel zu sein für das, was ihn bewegt, seine eigene Art und Weise, in der Situation abwesend zu sein, zu erfassen und seine eigene Präsenz zu modulieren, um sie zu verstärken: Er ist Geburtshelfer nicht der Patientin, sondern dessen, was im Feld heranwächst, er ist Fleisch, durch das eine Abwesenheit Gestalt annimmt und zur Präsenz wird. Die Abwesenheit ist die Art und Weise, den Schmerz mit sich zu tragen, der nicht formuliert werden kann, sie ist also Leiden. In dem Moment, in dem die Therapeutin für die Abwesenheit gegenwärtig ist, ist sie nicht mehr abwesend, der Schmerz entfaltet sich, er nimmt neues Leben im Leib von beiden an, beide werden lebendiger. Das abgetötete Fleisch wird wiedergeboren. Das stumme Fleisch singt wieder. Es ist eine Steigerung des Seins, würde Simone Weil (1952) sagen. Und die paradoxe Theorie der Veränderung ist nicht mehr paradox (Roubal und Francesetti 2020).

15. Welche Beziehung besteht zwischen Psychopathologie und Gesellschaft?

Für die Gestaltpsychotherapie ist »persönlich« nur eine andere Art, »sozial« zu sagen (Bloom 2018; Robine 2012; Salonia 2016): die Person ist eine Frucht des sozialen Feldes, in dem sie Gestalt annimmt, und gleichzeitig ist sie nicht nur auf dieses Feld reduzierbar. Diese Prämissen machen sofort deutlich, dass zwischen der sozialen Dimension und der individuellen Dimension eine starke und komplexe Interdependenz besteht, die nicht auf einen Ursache-Wirkungs-Zusammenhang verkürzt werden kann. Wir können sagen, dass jeder soziale Kontext typische Formen des Leidens hervorbringt, entweder indem er sie begünstigt oder provoziert (Ätiopathogenese des Leidens), oder indem er ihre Form beeinflusst (Patho-Plastizität). Ein Kontext, der z. B. autarke Unabhängigkeit belohnt und das Bedürfnis nach Unterstützung durch den anderen abwertet, wird leicht Panikstörungen und narzisstische Persönlichkeitsstile hervorbringen; oder ein Kontext, in dem affektive und körperliche Verbindungen verarmt sind und zwischenmenschliche Kontakte in immer schnellerem Takt ablaufen, wird wahrscheinlich eine Zunahme depressiver Erfahrungen hervorbringen; ein sozialer Kontext mit unsicheren, chaotischen und leicht zu übertretenden Grenzen wird Erfahrungen vom Borderline-Typ begünstigen. Ein sozialer Kontext, der extrem unsicher, unvorhersehbar und gefährlich ist, neigt dazu, paranoide und zwanghafte Reaktionen hervorzurufen. Die sozialen und kulturellen Kontexte beeinflussen also bestimmte Leiden: zum Beispiel steht die Depression laut WHO weltweit an zweiter Stelle als Ursache für medizinische und soziale Kosten und wird im Jahr 2030 an erster Stelle stehen (noch vor Herz-Kreislauf-Erkrankungen, Infektionen und Krebs), was die Frage aufwirft, welche Merkmale unseres sozialen Feldes diesen epidemiologischen Anstieg verursachen. Es gilt aber auch andere Aspekte zu betrachten, die das Bild komplexer machen, wie zum Beispiel die pathogene Wirkung. So ist in unserer Kultur die Depression ziemlich anerkannt und »salonfähig«, weshalb verschiedene Krankheiten, die eine Form suchen, um sich auszudrücken, diese Form annehmen können, da sie von der heutigen Gesellschaft benannt und erkannt wird. Ein weiterer Aspekt ist die Verschiebung von etwas eigentlich Physiologischem ins Pathologische: in einer beschleunigten Gesellschaft (Rosa

2013) wird jedes Bedürfnis nach einer Pause delegitimiert, also ins Pathologische verdrängt: das Bedürfnis nach Ruhe (wir schlafen im Durchschnitt eine halbe Stunde weniger als vor 30 Jahren und zwei Stunden weniger als Anfang 1900), nach Zeit für die Verarbeitung von Erlebnissen, die insbesondere für die Verarbeitung von Trennungen und Trauer notwendig ist, wird in unserem Kontext nicht unterstützt und daher oft als Depression gelesen, obwohl sie eigentlich nur Bedürfnisse nach einer Pause und nach Verarbeitung sind, die aber nicht legitimiert sind. Schließlich gibt es wirtschaftliche Antriebe, die ein Interesse am Wachstum einer bestimmten Art von pathologischen Formen haben, darunter die Interessen der pharmazeutischen Industrie, die wie jede Industrie für ihre Produkte wirbt und den Bedarf an ihnen weckt.

Insbesondere die Persönlichkeitsstörungen reagieren am empfindlichsten auf gesellschaftliche Veränderungen: hier werden die normalen Merkmale einer bestimmten Zeit akzentuiert hervorgehoben. Da sie normal sind, d. h. statistisch gesehen in der Mehrheit, sind diese Eigenschaften unsichtbar, außer bei Persönlichkeiten, die sie besonders intensiv zum Ausdruck bringen, oder in einer späteren Periode, wenn die Desidentifikation mit dieser Zeit es ermöglicht, das als eigenartig wahrzunehmen, was in jenem Kontext normal war.

Dabei geht es mir vor allem darum, den Grad der Komplexität in der Beziehung zwischen psychopathologischem Leiden und Gesellschaft aufzuzeigen. Aber diese Beziehung ruft uns auch zu einem anderen Blick auf: Wenn sich die Psychopathologie im Laufe der Zeit verändert und damit auch die Patienten und ihre Probleme, müssen sich auch die Modelle und die Art und Weise der Therapie verändern (Salonia 2016). Können wir heute die gleiche Arbeitsweise anwenden, die Perls in den 1960er-Jahren an der kalifornischen Küste angewandt hat – mit Patienten aus der oberen Mittelschicht und der kulturellen Avantgarde, die oft eine jahrelange Psychoanalyse hinter sich hatten? Der Hintergrund, die Probleme, die Intentionalitäten sind heute ganz anders: Wir können von der damaligen Theorie ausgehen und sie im Lichte unserer Zeit erneuern, aber es ist sinnlos, die Verhaltensweisen zu reproduzieren, die damals therapeutisch und Ausdruck des damaligen Kontextes waren. Die Beiträge in diese Richtung sind zahlreich und wir verweisen den Leser auf diese (Salonia 2009, 2016; Vázquez Bandín 2008; Spagnuolo Lobb 2016b; Robine 2012; Bloom und O'Neill 2014; Staemmler 2009).

Angesichts der Bedeutung, die der Aggression in der Gestaltpsychotherapie beigemessen wird, hat die Beziehung zwischen Psychopathologie und Gesellschaft eine besondere Relevanz für dieses Thema. Dieses Modell ist entstanden in Abweichung von der Psychoanalyse aus der Wertschätzung der infantilen dentalen Aggression: Der Moment des Zahnens markiert beim Kind die Entwicklung der Fähigkeit, die Welt anzugreifen, um sie auf diese Weise zu dekonstruieren, dass sie assimilierbar wird (Perls 1978). Diese grundlegende Beobachtung erlaubte es Perls, die Freud'sche Konzeption einer destruktiven Aggression zugunsten einer Konzeption zu verändern, in der das *ad-graedior*, – etymologisch: *sich hinbewegen* –, zu einer physiologischen und positiven menschlichen Funktion wird, um die Umwelt zu erreichen. In dieser Bewegung steckt die Fähigkeit, zu dekonstruieren und sich dekonstruieren zu lassen, um der Neuheit, die jede Situation im Leben darstellt, begegnen und sie assimilieren zu können. Sie ist daher eine unverzichtbare Funktion für das Wachstum. Der Wert der Aggression, ihrer Erkundung und ihres Ausdrucks, anstelle von Hemmung oder Sublimierung, wird zu einem zentralen Element des Gestalt-Ansatzes. In dieser theoretischen Perspektive kann die Funktion der Aggression nicht von der spezifischen Situation abstrahiert werden, in der sie die Aufgabe erfüllt, die Begegnung mit der Umwelt, die Bewegung auf den Anderen hin zu unterstützen. Sie ist gerade deshalb funktional, weil diese Bewegung aus der Situation heraus entsteht und sich verändert, indem sie die Situation selbst verändert. Im Kalifornien der 1960er-Jahre von Fritz Perls bedeutete das, *ad-graedior* zu unterstützen, die Kräfte der Abgrenzung von einem begrenzenden und starr organisierten sozialen Kontext zu fördern, aber auch offen zu sein für Veränderung, hin zu einem neuen Horizont, der sich vielversprechend auftat. Damals machte es Sinn, die Vorwärts- und Gegenbewegungen zu unterstützen, den Konflikt, den – auch wütenden – Bruch mit der Konfluenz gegenüber einem einengenden Kontext. Die Gestaltpsychotherapie entstand und entwickelte sich zusammen mit den amerikanischen Emanzipationsbewegungen von Minderheiten, die versuchten, den Status quo anzugreifen, um denen eine Stimme zu geben, die keine Stimme hatten. Heute, in einem ganz anderen Kontext, deckt sich die Unterstützung des *ad-graedior* kaum mit der Unterstützung von Wut, von Konflikt und dem Drang nach Abgrenzung. Wir leben in einer Zeit, in der es an einem stabilen Beziehungshintergrund mangelt, von dem man sich abgrenzen kann, einem *Boden*, der sich konstituiert hat mit klaren und dauerhaften Grenzen über die Zeit hinweg (Salonia 2016). Unsere Zeit ist vielmehr eine flüssige, Borderline-, bipolare Zeit. Die Wut in einer Borderline-Zeit weiter anzutreiben, bedeutet lediglich, sie zum *Ausagieren* zu bringen mit all den Risiken von Gewalt und Wahnsinn, die das mit sich bringt. Oder ein kurzes manisches Aufflackern zu erzeugen, das nichts verändert und keine Spuren hinterlässt, weil es keine relationale Erinnerung enthält. In einer Zeit, in der die beschleunigte Bewegung, die Wut und die Gewalt bereits nur noch schwach eingedämmt und explosiv sind und die Polis von vulgärem, destruktivem und respektlosem Geschrei und Parolen überschwemmt wird, besteht die Bewegung zum *Next*[24] nicht darin, weiterhin zu drängen, sich wütend »gegen« etwas zu stellen. Das weit verbreitete Bedürfnis scheint heute eher die Wiederherstellung oder Schaffung einer gemeinsamen Beziehungsbasis zu sein, die hält und trägt. Das *Next* ist somit Verbundenheit und Therapie ist deren klinische Praxis (Benasayag und Schmit 2007). Das *ad-graedior* ist heute nicht der Zorn, sondern Zartheit und Freundlichkeit (Borgna 2018, 2019), welche die Erinnerung aufnimmt, hält, bindet und webt. Die Freundlichkeit ist ein spezifisches therapeutisches Werkzeug und stellt paradoxerweise die revolutionärste aggressive Bewegung in einer Zeit der normalisierten sozialen Gewalt dar (Francesetti 2020). Ein erstes Missverständnis ist es daher, Aggression mit Wut zu identifizieren. Ein zweites Missverständnis besteht darin zu glauben, dass Wut an sich einen positiven Wert hat und dass sie immer unterstützt und verstärkt werden sollte. Diese veraltete, aber in unserem Kontext leider immer noch weit verbreitete Vorstellung übersieht die Tatsache, dass Wut oft nur eine Abwehrreaktion ist, um andere unerträgliche Gefühle zu vermeiden. In diesem Fall besteht die richtige therapeutische Intervention darin, die Unterstützung zu schaffen, damit diese unerträglichen und unzugänglichen Affekte ans Licht kommen, während hingegen die Verstärkung der Wut, die eine Barriere darstellt, eine nutzlose und manchmal riskante Operation ist. Zum Beispiel kann Wut ein Schutz sein, der verhindert, in ein depressives Feld zu fallen und der aus dem unerträglichen Schmerz über das Fehlen des Anderen entsteht. Oder es kann ein Schutz sein, der verhindert, beim Erleben einer Borderline-Erfahrung ins Undifferenzierte zu fallen, und der anstelle des Schreckens vor der Verlassenheit, Übergriffigkeit und Verlorenheit in einer psychotischen Erfahrung auftaucht. Oder aber es ist ein Schutz davor, seine Grenzen zu spüren, wenn man in einer narzisstischen Anpassung lebt und Wut ein Weg ist, das Erleben zu vermeiden, im Grunde doch klein, zerbrechlich und begrenzt zu sein. Dies sind nur einige Beispiele für klinische Situationen, in denen die Unterstützung von Wut an sich nicht therapeutisch ist: Bevor man sie unterstützt oder verstärkt, ist es notwendig, sie zu verstehen und aufzudecken, wovor sie möglicherweise beschützt und bewahrt.

---

24 Anm. d. Übers.: il next – im Sinne der Kontakt-Intentionalität des *now for next* im therapeutischen Prozess (vgl. M. Spagnuolo Lobb 2013) und des »natural next following step« (E. Polster, mündliche Aussage).

Der notwendige Blick, um sich der Beziehung zwischen Leiden, Therapie und Gesellschaft bewusst zu sein, ist, wie Laura Perls uns lehrt, ausreichend in das Soziale involviert – und gleichzeitig kritisch – zu sein, um die laufenden Veränderungen erkennen zu können. Es ist eine Position, in der wir Teil des Geschehens sind und uns gleichzeitig ausreichend abgrenzen können, um es zu erfassen. Aus dieser Perspektive ist Psychotherapie konstitutiv eine öffentliche Arbeit und eine politische Handlung, die im Therapieraum ebenso explizit ist wie außerhalb und die sich daraus speist, in der Welt verwurzelt, präsent und engagiert zu sein (Robine 2012; Bloom 2005; Parlett 2015; Melnick und Nevis 2009; Klaren et al. 2013).

16. Wie also funktioniert eine Psychotherapie?

Wie funktioniert Psychotherapie aus dieser psychopathologischen Perspektive? Was muss konkret passieren, damit eine Veränderung eintritt? Zusätzlich zu den Faktoren, die spezifisch für die therapeutische Technik sind, hat die Forschung die Bedeutung von unspezifischen Faktoren, extratherapeutischen Faktoren, die mit der Persönlichkeit des Therapeuten und der des Patienten, den Bedingungen der klinischen Situation und den sozialen Faktoren zusammenhängen, hervorgehoben (Norcross 2011; Wampold et al. 2018; Weiss 1993; The Boston Change Process Study Group 2012). Die Antwort auf diese Frage kann also nur komplex sein, und jede Reduktion erscheint naiv.

Aber gibt es irgendetwas Spezifisches, das die auf Psychopathologie und Psychotherapie angewandte Feldtheorie zu den Hypothesen und Daten in der Literatur hinzufügen kann? Der Vorschlag, der sich aus dieser Perspektive ergibt, ist, dass Therapie weder nur ein Prozess ist, in dem der Patient dazulernt, noch dass sie ein Prozess ist, in dem nur er allein sich verändert. Offensichtlich geschieht folgendes: die klinische Situation ist auch ein Lernprozess des Patienten, der ihm hilft, seine Überzeugungen, Wahrnehmungen, Verhaltensweisen zu ändern. Er kann lernen, die Umwelt realer zu begreifen oder wahrzunehmen, indem er über die in seinem eigenen Leben erlernten Begrenzungen hinausgeht und seine »pathogenen Glaubenssätze« verändert. Er kann lernen, seine affektiven und emotionalen Zustände besser zu regulieren. Er kann eine in gewisser Weise korrigierende Erfahrung machen, sowohl kognitiv, perzeptiv als auch emotional und affektiv. Er kann sich der Natur sowie der Störungen seiner eigenen Familienbande bewusst werden und diese verändern. Er kann die Erfahrung eines sicheren Ortes machen, an dem er lernen kann, das Erregungsniveau *(arousal)*, die Spannung, die Alarmbereitschaft und den Stress zu senken. Er kann seine Bewusstheit für die eigenen Reaktions- und Handlungsweisen schärfen und so seine Fähigkeit zur Reflexion, Mentalisierung und Wahl in Bezug auf das, was mit ihm geschieht, erweitern. Er kann seinen Körper durch Übungen oder Körperexperimente wiederbeleben, seinen Muskeln Vitalität zurückgeben und seinen Organen Energie. In der Therapie kann er kreative Erfahrungen machen und ungeahnte Möglichkeitshorizonte entdecken. Er kann seinen Verstehenshorizont erweitern und eine bedeutungsvolle Narration entwerfen, welche seine eigene Biographie, die seiner Familie und die der Gesellschaft, in der er lebt, einschließt. Jede dieser Perspektiven hebt einen Aspekt hervor, wie die Therapie wirken kann, um dem Patienten zu helfen, sich zu verändern, und verschiedene psychotherapeutische Modelle haben sich auf einige dieser Aspekte im Besonderen konzentriert.

Wir fügen hier eine weitere Perspektive hinzu, die durch die Feldtheorie, wie sie in diesem Buch vorgestellt wird, beleuchtet werden kann.

Hier wird Veränderung weder als Ergebnis einer Intervention verstanden, die der Therapeut am Patienten vornimmt (Ein-Personen-Modell), noch als Ergebnis einer kollaborativen Ko-Kreation zwischen Patient und Therapeut (Zwei-Personen-Modell). In dieser Perspektive ist die Veränderung das Ergebnis der Fähigkeit des Therapeuten, die intentionalen Kräfte, die bereits in der Situation am Werk sind, zu erfassen, zu begleiten und zu unterstützen (Roubal und Francesetti 2020; Francesetti und Roubal 2020). In der Sitzung lassen Patient und Therapeut sensorische Eindrücke zu, noch unformulierte Proto-Erfahrungen, die danach drängen, Form zu finden, durchlebt und damit assimiliert zu werden. Nur wenn eine Erfahrung assimiliert wird, ist es möglich, sich von ihr zu distanzieren, sie zur Vergangenheit werden zu lassen und nicht länger zu einem Auslöser von Symptomen. Der Prozess betrifft nicht nur den Patienten: Der Therapeut hat keine »enzymatische«[25] Funktion, d. h. er greift nicht in den Kontakt ein, um dann wieder zu dem zu werden, was er vorher war. Er selbst wird dabei – unweigerlich – verwandelt. Diese Veränderung geschieht, *wenn* der Therapeut sein eigenes Fleisch zur Verfügung stellt, damit ein transformativer Prozess stattfinden kann. Es ist nicht nur ein Lernen, bei dem der Patient Gedanken, Überzeugungen, Emotionen, Wahrnehmungen verändert. Es ist eine Veränderung dessen, was der Patient erleidet und mitbringt,

---

25 Ein Enzym ist ein Molekül, das eine chemische Reaktion erleichtern kann, indem es nach der erfolgten Reaktion seine eigene Form wieder annimmt.

und die nur in einem Kontakt geschehen kann, der durch die intentionalen Kräfte geschaffen wird, die dabei im Spiel sind. Es ist ein Ereignis, das sowohl das verändert, was mitgebracht wird, als auch denjenigen, der dabei anwesend ist. In dieser Sichtweise überwindet der Patient eine Depression nicht, weil der Therapeut etwas *in* ihm verändert, sondern weil die Kräfte, die das depressive Feld konstituieren und die in der Sitzung auftauchen, zur Transformation dessen führen, was mitgebracht wurde. Hier wird die Unerreichbarkeit des Anderen – die sich konkret und atmosphärisch im Hier und Jetzt aktualisiert – in Erreichbarkeit verwandelt. Die Anwesenheit des Therapeuten in der Dimension des Undifferenzierten erlaubt es den intentionalen Kräften, die bereits zur Transformation hin tendieren, zu wirken. Diese Kräfte neigen dazu, Gestalt anzunehmen, indem sie die für diese Situation relevanten Proto-Erfahrungen ans Licht bringen. Es ist nicht der Patient, der das *Unerledigte* abschließen muss, es ist das *Unerledigte*, das sich in der gegenwärtigen Situation auf einzigartige Weise aktualisiert und einen Abschluss sucht, indem es durch das Fleisch beider zum Auftauchen drängt. In der Sitzung befindet sich das *unerledigte Geschäft* nicht *im* Patienten: es nimmt unter Beteiligung des Therapeuten eine unsichtbare Form an und wird im Hier und Jetzt aktualisiert. Das Thema, das im depressiven Feld aktualisiert wird, ist die Unerreichbarkeit des Anderen, und zwar in einer Weise, die Patient und Therapeut in ihrer Begegnung und Nicht-Begegnung konkret spüren werden. Diese Aktualisierung ist einmalig und enthält bereits den intentionalen Antrieb, sie zu überwinden. Veränderung geschieht, wenn der Therapeut dieses phänomenale Feld an die Oberfläche kommen lässt und die Kräfte, die dazu neigen, im Kontakt das Feld zu erreichen und zu transformieren, durch sich wirken lässt. Oft bedeutet dies für den Therapeuten, dass er im gleichen Maße Hilflosigkeit und Verzweiflung empfindet wie der Patient. Und dort zu bleiben, nicht wegzugehen. Veränderung geschieht, wenn Patient und Therapeut zusammen in der gleichen Landschaft sind, in der gleichen Raum-Zeit, die durch Intentionalitäten aktualisiert wird: da ist der Therapeut an dem Ort anwesend, wo der andere abwesend war, und diese Anwesenheit am Ort der Abwesenheit erlaubt es den sensorischen Erinnerungen zur Erfahrung zu werden: Affekt, Emotion, Erinnerung, Wahrnehmung, Gedanken. Patient und Therapeut gehen aus diesem Unformulierten hervor, werden zu *diesem* Patienten und *diesem* Therapeuten, hier und jetzt, und das Unformulierte nimmt Gestalt an, kann zu einer verfügbaren Erinnerung und dann zu Geschichte werden. Der Kontakt ist der Ort, an dem sich das erwartete Mögliche in Realität niederschlägt, es ist die Schwelle der Erwartung, an der sich die Welle in das Teilchen niederschlägt. Hier wird Blei zu Gold. Da es vollständig in der Gegenwart existiert, kann es zur Vergangenheit werden. Es wird zum Selbst des Patienten und zum Selbst des Therapeuten. Die Veränderung des Patienten ist die Folge der Assimilation dieses Kontakts. Die Therapie hat also nicht nur den Effekt, den Patienten zu verändern, sondern das Gefüge der Welt, das Patient und Therapeut in sich tragen, zu verändern. Das Leiden des Patienten ist genau das: ein Stück verletzte Welt in sich zu tragen auf der Suche nach einem anderen Fleisch, das es existieren lässt, es wiederherstellen und verwandeln kann. Die Arbeit des Therapeuten ist genau das: das verwundete Fleisch zu werden, das in der Begegnung mit dem Patienten lebendig wird, und zuzulassen, dass transformative Prozesse in dieser Präsenz zum Fließen kommen. Veränderung geschieht, wenn das, was mit sich getragen wurde, zur Existenz kommen und sich transformieren kann.

Wir sind so sensibel für dieses Ereignis der Verwandlung, dass wir jedes Mal, wenn es geschieht, ergriffen und von seiner Schönheit verzaubert sind.

17. Und zum Schluss: Welche Auswirkungen kann diese phänomenologisch-gestalttherapeutische Perspektive auf die klinische Praxis haben?

Um die Auswirkung der oben vorgestellten theoretischen Perspektive auf die klinische Praxis zu veranschaulichen, möchte ich die Zusammenfassung einer Sitzung im Rahmen eines erfahrungsorientierten Theorie-Seminars wiedergeben. Der Text wird nicht kommentiert, indem die Passagen der Sitzung explizit mit der Theorie, die ich oben vorgestellt habe, verknüpft werden, aber ich hoffe, dass der Leser bemerkt, wie die klinische Arbeit durch eine psychopathologische Feldperspektive unterstützt wird und wie die Arbeit auf der Modulation der Präsenz des Therapeuten basiert und nicht auf dem Versuch, die Erfahrung der Patientin zu modifizieren. Ziel ist es, so weit wie möglich die Passagen der Sitzung und die Erfahrungen des Therapeuten zu beschreiben in der Hoffnung, dass dies insbesondere die Art und Weise veranschaulicht, in der das Leiden in der Sitzung auftaucht (daher die Begriffe »pathisch«, »atmosphärisch«, »Resonanz«, »intrinsische Diagnose«) sowie die Modulation der Präsenz des Therapeuten, der sein eigenes Fleisch zur Verfügung stellt, um die im Spiel befindlichen transformativen Prozesse zu unterstützen.

Der Leser, der an der Darstellung interessiert ist, wie der Therapeut seine Präsenz im therapeutischen Prozess moduliert und welche Fähigkeiten er dabei ins Spiel bringt, kann die Veröffentlichungen einsehen, in denen wir die phronetische [Anm. d. Übers.: Phronesis – bei Platon und Aristoteles »das Wissen um das in ethischer Hinsicht Gute und Angemessene«] Methode in der Feldperspektive beschrieben haben (Francesetti 2019a, 2019b, Francesetti und Roubal 2020, Roubal und Francesetti 2020).

In der Gruppe bat Anna zu arbeiten. Seit dem Morgen sah ich sie berührt und bewegt von etwas, das sich aus den Spuren der theoretischen Thematik über Angst und Panik, die wir ins Feld gebracht hatten, ergab. Nach der Mittagspause hält sich die Gruppe lieber ein wenig im Hintergrund, es ist nicht der Moment für Theorie oder Kleingruppenarbeit. Anna bietet sich für eine persönliche Arbeit an, das scheint mir ein guter Moment zu sein, da die Gruppe sie unterstützt. Wie ich es seit einigen Jahren mache, bitte ich Anna, einen Platz zu wählen, an dem sie sich in Bezug auf mich aufhalten möchte, und die Mitglieder der Gruppe, sich frei im Raum in der Entfernung zu arrangieren, von der aus sie der Arbeit beiwohnen möchten. Dadurch spüre ich die Anwesenheit der Gruppe mehr und es scheint mir, dass die Menschen entlang der unsichtbaren Kraftlinien des Feldes verteilt sind, wie Eisenspäne auf einem Karton, unter den ein Magnet gelegt wird. Wir beginnen. Anna setzt sich vor mich. Die Gruppe ordnet sich im Raum an. Ich justiere meinen Stuhl, atme, suche mir eine Position, in Äquidistanz zu mir und der Umgebung, so dass nichts anderes schon im Vordergrund steht. Ich stelle mich ein auf das, was auch immer ich hier vor ihr hören könnte, bereite mich auf den schwierigen Moment vor, in dem ich nichts hören werde und mich daran erinnern muss zu warten; und auf den Moment, in dem ich etwas hören werde, das ich lieber nicht hören möchte, und ich werde mich daran erinnern müssen, dass nichts Schlimmes passiert. Und dabei darauf zu achten, es nicht zu verwerfen. Mein Körper ist dort, wartet, gibt nicht Form, noch Richtung. Wir schauen uns an, Anna und ich, ihre blauen Augen können meinen nicht widerstehen, sie weichen aus, sie lächelt, beugt ihren Oberkörper ein wenig nach vorne und stützt ihre Hände auf den Stuhl. Ich spüre, wie ihr Kiefer leicht zittert. Irgendetwas bewegt sich, ich weiß nicht was, ich schwanke zwischen nichts fühlen, mit ein wenig Entsetzen, ein wenig zu viel, wie mir scheint, und dem Gefühl, dass mich etwas ergreift, aber ich weiß nicht, was.
Etwas liegt schwer in der Luft.
Das Warten – ein paar Sekunden vielleicht – bevor Anna zu sprechen beginnt, ist mit einem unerwarteten Druck aufgeladen, als würden wir plötzlich in eine dicke Flüssigkeit eintauchen, Kubikmeter von einem Ozean, der auf uns herabdrückt, ich spüre ihn vor allem auf meiner Brust. Die Sicht ist unklar, ich versuche nicht, mich zu bewegen, aber ich weiß, dass, wenn ich es versuchen

würde, meine Bewegungen durch die Zähflüssigkeit des Mediums verlangsamt würden. Es hat keine Form, und ich möchte keinen Moment länger darin sein. Zum Glück beginnt Anna zu sprechen, was mir Erleichterung verschafft, die Flüssigkeit löst sich auf, die Luft kehrt zurück. »Seit heute Morgen habe ich Bauchschmerzen und ich habe Angst, dass jemand stirbt, mein Mann, ich oder mein Sohn.« Jetzt zittere ich, das Gewicht auf meiner Brust verwandelt sich in ein Gewicht in der Magengrube, ich spüre einen starken Drang, mich zurückzuziehen, ich will nicht mehr hier sein, ich will weglaufen. Das scheint mehr als unangemessen, ja sogar feige zu sein. Ich verstehe diesen Impuls nicht, wegzugehen und sie allein zu lassen.

Anna sagt, dass sie ein glückliches Leben hat, dass sie liebt und geliebt wird, dass sie Spaß an ihrer Arbeit hat. Aber sie ist zutiefst beunruhigt von dieser starken Angst, dass etwas passieren wird, dass jemand stirbt und dass alles verloren ist. Manchmal überfällt es sie und wird zu schweren Angstzuständen, zu Schlaflosigkeit. Ohne Grund, sagt sie. Während des Seminars wurde die Angst so groß, dass sie fliehen und nach Hause zu ihrem Mann und ihrem Sohn zurückkehren wollte. Unser Gespräch wird langsam flüssig, ich will nicht mehr weglaufen und sie auch nicht. Es ist einfach, mit ihr zu sprechen, angenehm, leicht. Darin geht es mir gut, aber die Spur, die Angst, von der vorherigen Last hat mich irgendwie nicht ganz losgelassen. Ich bin erstaunt über die Mühelosigkeit, mit der die Leichtigkeit gekommen ist. Wo ist dieser schwere Ozean, der mich gerade eben so intensiv und plötzlich bedrückte? Ich frage sie, wo die Angst jetzt ist. Anna: »Sie ist weg.« »Und was spürst du in deinem Körper?« Anna: »Mir geht es gut …« Irgendetwas passt nicht zusammen, ich atme abwartend. Anna fährt fort: »Aber … ich habe so etwas wie einen kleinen Stein im Magen, hier, am Mageneingang … aber ich merke, dass ich daran gewöhnt bin«. Also dahin sind die Kubikmeter, die den Raum erdrückt haben, gefallen, denke ich. Ein Ozean aus dunkler Schwere, der zu einem kleinen Stein gerinnt, in einem Amen. »Leg eine Hand dorthin, auf den Stein …«. Anna presst die ersten Fingerglieder an, so, wie ich mich erinnere, dass mein Professor für medizinische Semeiotik dies während meines Krankenhauspraktikums zu tun pflegte: eine explorative und aufdringliche Geste, so als würde man den Darm nach einem Stein absuchen. »Warte, sanfter … so.« Ich zeige ihr mit der Hand auf dem Bauch, wie sie es machen soll. Anna nickt und richtet ihre Hand aus, jetzt mit einer sanften, weichen Berührung. Sie beginnt zu weinen. Etwas Bewegliches, Warmes, bewegt sich zwischen uns. Es erreicht mich, berührt mich, macht mich traurig. Das tut mir gut.

»Ich weiß nicht warum, es passt jetzt nicht … aber meine Mutter fällt mir ein.« Alles ändert sich wieder: nicht mehr ein Meer, das in einen Stein zusammenfällt,

nicht mehr der Drang wegzulaufen, nicht mehr das Gefühl, ein Feigling auf der Flucht zu sein. Es tut sich etwas auf, ich bin bereit, jetzt bin ich wirklich bereit und nicht nur verfügbar, indem ich auf irgendetwas warte. Jetzt will ich dieser Spur folgen, um jeden Preis, ich habe größtes Interesse. Anna: »Ich weiß nicht, warum sie mir in den Sinn kommt… Ich habe viele Jahre Therapie gemacht und viel über meine Mutter gearbeitet…«. »Ich weiß auch nicht, warum… aber ich möchte, dass du weitermachst«. Annas Vater hatte bereits eine andere Familie, und sie und ihre Mutter wurden kurz nach Annas Geburt verlassen. Von da an hatte die Mutter sehr schwere depressive Phasen, die sich insbesondere in Annas Jugendzeit verschlimmerten. Ihre Mutter sagte oft, sie wolle alles beenden, die Atmosphäre im Haus war sehr schwer, angespannt, düster und still, und Anna überlebte, indem sie es schaffte, aus diesem Klima auszubrechen, sich viel in der Schule zu engagieren, Freunde zu haben und irgendwie zwei getrennte Leben zu führen, eines zu Hause und eines draußen. Als Anna in ihren Zwanzigern war, hatte ihre Mutter eine besonders lange und schwere Episode. Nach Monaten in diesem Abgrund kehrte Anna eines Tages nach Hause zurück und konnte sie nicht finden. Die Mutter wurde nach vier Tagen Suche erhängt in einem Waldstück gefunden. Anna blieb in diesen Tagen des bangen Wartens und auch danach allein zu Hause.

Jetzt fühle ich kein Gewicht, ich fühle Schmerz, Anna fühlt auch Schmerz, wir fühlen ihn gemeinsam. Ich fühle, dass wir mit diesem Schmerz zusammen sind und dass es gut für uns ist. Ich frage sie, was ihr in dieser Zeit Halt gegeben hat. »Der Blick nach vorn. Ich habe nie aufgehört, nach vorne zu schauen, auf meine Zukunft. Der Tag, an dem sie gefunden wurde, war schrecklich. Aber es war auch das Ende eines Albtraums, es war auch Freiheit.« Ich fühle die Wahrheit von dem, was sie sagt, ich würde ihr gerne sagen, dass es natürlich war, dass sie endlich frei war, dass es Zeit war, ihr Leben zu leben! Aber als sie sagt, »es war auch Freiheit«, fühle ich noch etwas anderes. Ich weiß nicht, was, aber irgendetwas stört mich, es tut weh, wieder in der Magengrube. Ich erforsche weiter und taste mich wieder vor. Ich frage, wer zu diesem Zeitpunkt bei ihr war. Es gab viele Menschen, aber niemand teilte mit ihr das Leben, das sie mit ihrer Mutter führte, niemand nahm daran teil. Es scheint mir, dass der Tod ihrer Mutter ein Schwerthieb war, der sie von einer erdrückenden Last befreite, so wie wenn man das Seil eines Gewichtes durchschneidet, das den Heißluftballon am Boden hält, und dieser endlich frei ist und fliegt. Es ist ein schönes Bild, das sie in diesen zwanzig Jahren nach dem Selbstmord ihrer Mutter getragen hat, eine Freiheit, die in jahrelanger Therapie legitimiert wurde.

Was fehlt also, was nagt an meinem Magen? Unerwartet kommt mir mein Vater in den Sinn, sein Tod, das, was mir Halt gab, als mein Leben auf den Kopf gestellt wurde, als ich neun Jahre alt war, hinweggefegt von einem Tsunami. Der Schrecken dieses Moments kehrt zurück. Und das Danach, die Jahre – später – als ich meinen Vater wiederfand. Sofort unterstützte mich mein zukünftiger Jugendlicher, das Leben zog mich vorwärts und ich wollte dem Leben folgen, aber dann war es entscheidend, einen Weg zu finden, ihn mitzunehmen.

»Nach vorne schauen, endlich Freiheit, das hat dich sicher unterstützt … Und was trägst du von deiner Mutter mit dir? Was hast du von ihr?« Anna hält inne, die Zeit steht für einen Moment still, schwebt, ihre Augen schauen mich an, als sähen sie mich zum ersten Mal, ihre Pupillen werden größer, sie schaut auf etwas, das sie vorher nicht gesehen hat, die Frage stellt sie vor eine neue Landschaft. »Ich weiß es nicht, ich habe nie darüber nachgedacht … nach der Beerdigung bin ich weggelaufen, ich war fertig mit diesem Leben, da war schon mein späterer Mann, das Studium, meine Freunde. Mein Leben hat begonnen, endlich glücklich. Und frei«. Die Zeit fließt nun ungehindert. »Was sind das für Tränen, die über dein Gesicht laufen? Sie sehen neu aus, anders als die vorherigen …«. »Ja … ich weiß nicht … meine Mutter tut mir leid. Ich weiß nicht, sie tut mir leid … und vielleicht vermisse ich sie …«. Anna weint jetzt mit einer neuen Freiheit, und mit neuen Tränen.

»Ich habe es nie realisiert … Mein Leben war gut, aber ich war dem Alptraum entkommen, ohne zurückzuschauen. Eigentlich nein, als ich zurückblickte, sah ich nur den Alptraum, den ich hinter mir gelassen hatte. Manchmal träumte ich mit Schrecken, dass meine Mutter zurückkehren und ich weglaufen würde. Jetzt fühle ich etwas anderes …«. Anna kann mich ansehen, ohne wegzugehen, und ich kann das auch. Wir lehnen uns beide nach vorne, kommen uns näher. Es gibt Schmerzen, gute Schmerzen, die nach Neuem duften. »Was hast du von deiner Mutter gelernt?« Anna lächelt, ein Hauch von Freude erhellt ihr Gesicht. »Na ja … vieles, denke ich, eigentlich habe ich nie darüber nachgedacht … na ja, mit ihr habe ich tanzen gelernt: sie hat Musik aufgelegt und dann getanzt, und wir haben zusammen getanzt, wir waren albern und es war schön. Sie mochte Cohen sehr, sie hat ihn immer gehört, es waren sehr schöne Momente. Ja, die Leidenschaft für Musik und Tanzen kommen von ihr … und auch das Zeichnen, sie liebte es zu zeichnen, sie war sehr gut darin, und ich mag es auch! Wie viel ich mit meinem Sohn gemalt und gesungen habe, aber ich hätte nie gedacht, dass es von ihr kommt.« Die Atmosphäre ist jetzt anders: Jetzt ist alles da, die Leichtigkeit kommt nicht von irgendwoher, sie kommt aus der gleichen Welt, die vorher nur dunkel und schwer war, jetzt intensiv, schmerzhaft und freudig zugleich. »Welches Lied hat ihr gefallen, zum Beispiel?« Anna hält inne, nachdenklich. »Dieser Cohen-Song kommt mir in den Sinn, ›Anthem‹ glaube ich … der, in dem es heißt ›There is a crack in everything … that's how

the light comes in‹ …« »So kommt das Licht rein …«. Zusammen mit diesen Worten entsteht eine neue Bewusstheit, ein neuer Schmerz nimmt Gestalt an, ein anderes Licht erhellt die Landschaft und verwandelt sie, Anna weint und lächelt, eine tiefe Dankbarkeit entsteht, für sie, für mich, für ihre Mutter, für die, die dieses Lied gesungen haben, für die Gruppe, die mit uns bewegt war, dafür, dass wir diesen Moment erleben können, für das Leben. Jetzt halte ich Annas Hände, sie hält meine. Ohne Notwendigkeit von Worten umarmen wir uns. Anna schluchzt, eine tiefe Zärtlichkeit ergreift mich. Wir bleiben so, für die nötige Zeit, dann verabschieden wir uns.

Die Gruppe, berührt und bewegt, wartet ab und teilt dann die Erfahrungen, die sie während der Arbeit gemacht hat.

Carmen Vázquez Bandín[1]

Vorwärts gehen – zu den Wurzeln[2]

Das Buch, das Sie in Ihren Händen halten, geht über das hinaus, was die meisten von uns als »leicht« bezeichnen würden, wie es der Autor nennt. Es ist ein tiefgründiges Buch, in dem kein einziges Wort überflüssig ist, in dem es keine »Füllwörter« gibt, sondern eine profunde Kenntnis und Assimilation von Gestalttherapie und Psychopathologie bzw. des Studiums menschlichen Leidens. Es ist leicht und spannend zu lesen, poetisch in vielen seiner Abschnitte, bewegend in seiner Herangehensweise an menschliches Leiden und es zeigt uns, wie wir uns denjenigen nähern sollten, die sich uns anvertrauen, damit wir Vertraute ihrer Leidensformen werden, in der oft schon verloren gegangenen Hoffnung, sich von dieser »anwesenden Abwesenheit«, wie der Autor sie gerne nennt, befreien zu können – indem sie diese mit uns, den Psychotherapeuten, teilen und durch den therapeutischen Prozess gemeinsam wiederbeleben.

Einfach und klar geschrieben, lädt es uns zu einer tiefgreifenden Reflexion über unsere Konzepte von Psychopathologie, über die Natur des menschlichen Leidens, über die Natur des Menschseins unter optimalen Bedingungen und über unsere Konzepte von Gesundheit und Krankheit sowie über die Psychotherapie auf der Grundlage der Theorie der Gestalttherapie ein.

Seine theoretischen Untersuchungen sind in unserem Grundlagenwerk verwurzelt: »Gestalttherapie. Grundlagen der Lebensfreude und Persönlichkeitsentfaltung« (Perls et al. 1979/2002; im Folgenden abgekürzt mit PHG). Dieses Buch ist sehr anspruchsvoll zu lesen. Es konzentriert sich mehr auf die menschliche Natur im Allgemeinen, auf die »gesunde« menschliche Natur und die Momente der Unterbrechung, die durch die Neurose verursacht werden, ohne sich scheinbar in die Psychopathologie zu vertiefen. Und ich betone »scheinbar«, weil ich denke, dass dies eben nur scheinbar so ist, denn der Haupttext ist gespickt mit Abschnitten, die grundlegende Aspekte bestimmter

1 Carmen Vásquez Bandín ist Klinische Psychologin, internationale Ausbilderin und Supervisorin, Direktorin von CTP – Centro de Terapia y Psicologia, Madrid.

2 Dieser Kommentar stammt aus der Einleitung der ersten spanischen Ausgabe dieses Buches. Er wurde für die englische Veröffentlichung gekürzt und adaptiert.

Formen der Psychopathologie vorstellen. Auch wenn Francesetti sie nur sehr kurz zitiert, dienen ihm die Hinweise auf das menschliche Unwohlsein in PHG als Grundpfeiler bei der Entwicklung und Konzeptualisierung einer gestaltorientierten Sichtweise der Psychopathologie. Daher ist PHG der Ausgangspunkt für unsere Untersuchungen und Überlegungen. Wenn wir uns auf einige von Gianni Francesettis klinischen Vorschlägen konzentrieren, finden wir ein Material, das, ohne unsere grundlegenden Prinzipien zu verlassen, die Intuitionen der Begründer erweitern und entwickeln kann. Die Phänomenologie ist zweifelsohne ein weiterer Pfeiler in Francesettis Konzeption der Psychopathologie. Autoren wie Husserl, Heidegger, Merleau-Ponty, Minkowski und Straus bilden die Grundlage seines Denkens, ebenso wie Gestaltpsychologen wie Koffka, Lewin und Metzger.

Lassen Sie mich nun einige besondere Aspekte seiner Sichtweise hervorheben und erweitern, wie beispielsweise:

1) den Vorkontakt als Phase des Kontaktprozesses,
2) die Psychopathologie in Bezug auf die Kindheit und
3) die Form von Psychotherapie, die sich aus unserem theoretisch-klinischen Ansatz ableitet.

Eine der philosophischen Schulen, die Gianni Francesetti kurz zitiert, ist die Chicagoer Schule des amerikanischen Pragmatismus: William James, John Dewey und vor allem George H. Mead dienten mir als Grundlage für meine Herangehensweise an den Kontaktprozess, den ich »visuell« in der inzwischen berühmten »Kontaktprozess-Welle« konkretisiere. In den Werken dieser drei Autoren finden wir reichlich Material, das uns direkt zu unserer Theorie führt und das zweifellos in die Lektüre und das Studium der Verfasser von PHG eingeflossen ist. Obwohl es so viel Interessantes gibt und vieles, das unsere Theorie untermauert, möchte ich mich auf George H. Mead und sein Buch »The Philosophy of the Act« (1938) konzentrieren. In diesem Buch – das leider nicht ins Spanische übersetzt wurde[3] – unterteilt Mead, wenn er über den »Akt«, d.h. die Handlung, spricht, diesen in vier Phasen: die Impuls-Phase, die Wahrnehmungs-Phase, die Phase der Manipulation/Bearbeitung und die Phase der Vollendung. Diese vier Phasen stehen in direktem Zusammenhang mit dem Vorschlag von PHG für die Phasen des Kontaktprozesses. Tatsächlich ist bekannt, dass Goodman einige Jahre lang Leiter der Bibliothek an der Universität von Chicago war. Und an dieser Universität wurde die Schule des

3 Anm. d. Hg.: Das Buch wurde auch nicht ins Deutsche übertragen.

Pragmatismus geboren, drei ihrer wichtigsten Vertreter waren dort Professoren, und ihre Werke waren in der Bibliothek der besagten Universität zu finden. Meads »Akt« (um nur eine von vielen Ideen zu nennen, die, wie ich soeben unterstrichen habe, mit den Ideen von PHG übereinstimmen) ist unserem Kontaktprozess so ähnlich, dass ich mich dazu inspirieren ließ, diese drei Autoren eingehender zu studieren und mich darauf zu konzentrieren, wie ich die vier Phasen unseres Kontaktprozesses weiterentwickeln und verbessern kann. Ich begann mit der Vor-Kontakt-Phase, in der deutlich wurde, dass der Ausgangspunkt eine »verschwommene«, neblige Situation ist, ohne Unterscheidung zwischen Subjekt und Objekt. Denn meines Erachtens ist der Kontaktprozess nicht nur für die Ko-Kreation von Erfahrung und damit für die Ko-Kreation der Wirklichkeit als konsensuelles soziales Phänomen unabdingbar, sondern auch für die Differenzierung in ein klares »Ich« und ein klares »Du« beim Verlassen des vorausgehenden »Wir« in der letzten Kontaktphase, die wir in unseren Begriffen als Konfluenz bezeichnen könnten. Wenn der Kontaktprozess also als unscharfe, undifferenzierte, verwirrende Phase beginnt, der es an Schärfe und Klarheit mangelt, und wenn die Konfluenz als Fähigkeit des Selbst in der letzten Kontaktphase auftritt, was geschieht dann zu Beginn des Kontaktprozesses? Wie könnte man diese erste Phase der Undifferenziertheit analysieren? Wie beginnt die Begegnung zwischen einem Organismus und seiner Umwelt, zwischen einem Patienten und einem Therapeuten, jedes Mal, wenn wir eine Sitzung in einem Psychotherapieprozess beginnen? Wir gehen von einem Hier-und-Jetzt aus, auf der Suche nach dem, was als »das Nächste« folgt, ohne etwas vorwegzunehmen, ohne etwas vorauszusetzen; was treibt also die Intentionalität des Kontakts an? Mead gibt mir teilweise die Lösung, wenn er schreibt, dass in der Anfangsphase, der Phase des Impulses, alle Wahrnehmung eine unmittelbare sinnliche Stimulation und eine Haltung gegenüber dieser Stimulation beinhaltet, die aber dem Bewusstsein nur als Haltung erscheint (Mead 1938, 3). Ich habe mich entschlossen, diese Haltung »Hintergrund-Konfluenz« zu nennen, die wir mit zunehmender Erregung nach und nach verlassen, geleitet von der Intentionalität des Kontakts zwischen dem Organismus und seiner Umwelt in der Begegnung. Doch ich muss zugeben, dass ich von hier aus in meinen Herangehensweisen feststeckte, um weitergehen zu können, hin zu Formen des Leidens, die mit dieser Phase zu tun hatten, vor allem vom Zeitpunkt ihres Beginnens an oder sogar schon davor, von diesem zeitlosen »Ort«, den Gianni Francesetti »jenseits der Säulen des Herkules« nennt, wo alles präverbal ist. Ich konnte kein geeignetes Material zum Durchkauen finden. Und dies ist eine der angenehmen Überraschungen, die ich in Francesettis Zugängen entdeckt habe: die Einbeziehung einiger Aspekte der Wahrnehmungstheorie von Metzger (1941). In Kapitel 9 mit dem Titel »Was sind die Merkmale von psychotischem, neurotischem und Borderline-Leiden?« geht Gianni auf die Forschungsstudien von Wolfgang Metzger über die Vorgestalten und die Endgestalten ein. Hier sprechen sowohl Metzger als auch Francesetti von zwei »Momenten« des Wahrnehmungsprozesses, obwohl sie jedoch praktisch im gleichen Augenblick stattfinden. Den ersten könnte man fast als »primitiv« bezeichnen, die Vorgestalten. Wenn wir dieses deutsche Wort auf seine Bedeutung hin untersuchen, stellen wir fest, dass »Gestalten« – ein bekannter Begriff in der Gestalt-Community – »Figuren«, »Formen« bedeutet, während »vor« im Deutschen »zuerst« bzw. »vor etwas« bedeutet: so stellen wir auch fest, dass »End« im zweiten Begriff »endgültig« bedeutet. So beschreibt Gianni Francesetti die Erfahrung in den Vorgestalten (d. h. frühen Wahrnehmungsformen) als diffus, unbestimmt und global und die Endgestalten (d. h. die endgültigen Wahrnehmungsformen) als das Ergebnis eines Prozesses, der aus einem ganz anderen und ursprünglicheren Wahrnehmungsmoment kommt, d. h. aus den Vorgestalten stammend. Gianni Francesetti hat nicht nur einen kreativen Weg gefunden, um sich Pathologien zu nähern, die mit der Es-Funktion des Selbst zu tun haben, wie z. B. Arten von Psychosen, sondern er hat auch eine Erklärungsform gefunden, die mir dazu dient, meine Erklärungen über die »Hintergrund-Konfluenz« mit Inhalt zu füllen, wo die Erregung nicht ansteigt, Schwierigkeiten hat oder gebremst wird.

Der zweite Aspekt, den ich hervorheben möchte, ist Francesettis Ansatz zum Ursprung des menschlichen Leidens in der Kindheit. Er beschreibt ihn sehr gut in dem (imaginierten) Diagramm auf den Seiten 66–68, wo auf der linken Seite die Verwahrlosung, die er »neglect« nennt, zu finden ist. Ich habe bewusst das Wort »descuido« (Vernachlässigung) gewählt, weil seine Etymologie seine eigentliche Bedeutung hervorhebt. »Descuido«[4] (verlassen, nicht beachten, nicht mehr aufpassen) kommt von der Vorsilbe »des-«, der Verkehrung der Wirkung des Verbs »cuidar« (Anm. d. Hg.: span. »für etwas sorgen«, vgl. engl. »care«), das sich wiederum vom lateinischen »cogitare«, »an etwas denken«, ableitet. Und dann in der anderen Hälfte, auf der rechten Seite des Quadrats, findet sich der Missbrauch in all seinen Formen. Missbrauch kommt etymologisch vom lateinischen »abusus«, von »ab« = gegen und »usus« = Gebrauch, d. h. er bedeutet einen Gebrauch, der dem richtigen oder angemessenen widerspricht. Es bedarf keiner großen Erklärung, um darüber nachzudenken, wie ein Kind

4 Spanischer Ausdruck, der in der Originalfassung dieses Textes verwendet wird, da seine Übersetzung ins Englische nicht denselben etymologischen Ursprung hat.

und später jeder Erwachsene behandelt werden sollte. Die horizontale Linie, die das Quadrat teilt, entspricht im unteren Bereich der Vernachlässigung oder/und dem Missbrauch von Geburt an, im präverbalen Stadium; Gianni Francesetti meint, dass dies der Zeitraum ist, in der die Formen der Psychose ihren Ursprung haben. Die obere Hälfte, die auch Vernachlässigung und/oder Missbrauch umfassen kann, entspricht den verbalen Formen, den Formen des Verlusts der Ich-Funktionen des Selbst, wie PHG sagen würde, den Neurosen. Und der mittlere Bereich den Borderline-Störungen. Diese Klassifizierung ist nicht nur für das Verständnis der Formen der Psychopathologie bei Erwachsenen von Interesse, sondern sie ermöglicht es uns auch, eine Gestalttheorie der Entwicklung zu erarbeiten, die den klinischen Befunden bei Kindern und Jugendlichen mit ihrer entsprechenden Psychopathologie einen Sinn gibt.

In Kapitel 12 spricht Gianni Francesetti über die transgenerationale Perspektive, darüber, wie das Leiden von einem Familienmitglied von Generation zu Generation weitergetragen werden kann. Dieser Aspekt des Leidens ist zweifellos interessant, aber ich möchte mich hier auf die Ausarbeitung einer Theorie der kindlichen und jugendlichen Entwicklung sowie einer Psychopathologie beziehen, die in unserer Sicht auf das Leben und in unserer Theorie verwurzelt ist. In den letzten Jahren haben Margherita Spagnuolo Lobb (2018), Ruella Frank (2001, 2016) und ich (Vázquez Bandín 2016, 2017) versucht, einige Grundlagen für dieses Vorhaben zu schaffen, und es gibt einige Artikel, Bücher und Ausbildungen zur Kindergestaltpsychotherapie, die meiner Meinung nach jedoch weder auf unseren Wurzeln noch auf unserer Theorie basieren. Ausgehend von dem von Francesetti vorgeschlagenen Modell, kann es eine große Hilfe bei der Entwicklung eines guten gestalttheoretischen Ansatzes sein, die Kinderpsychopathologie im Kontinuum (von Vernachlässigung/neglect – Missbrauch – Unterstützung) zu betrachten.

Ein dritter und letzter Aspekt, den ich hier hervorheben möchte, ist derjenige, der sich auf die Arbeitsweise in der Therapie bezieht. Meine und Gianni Francesettis Art, Therapie zu verstehen, ist die gleiche: die Ko-Kreation eines Feldes im Hier-und-Jetzt einer jeden Begegnung – und von dort aus die Erregung aufkommen zu lassen, die von der Intentionalität des Kontakts getragen wird, bis zur Bildung einer klaren und gemeinsamen Figur (oder besser gesagt, in vielen Fällen komplementären Figur). Wir nutzen unsere kinästhetische Resonanz, unser Mit-dem-Anderen-Sein im Hier-und-Jetzt der Situation, so dass, wie Gianni sagt, »unser Fleisch« das Echo des Leidens aufnimmt, das vom Anderen, dem Patienten, aufbewahrt und gehütet wird. Diese kinästhetische oder körperliche Resonanz ist nichts anderes als die »Schwingung/Vibration« der gegenseitigen körperlichen Einstimmung, die sowohl der Patient als auch der Therapeut von Beginn jeder Begegnung an ausstrahlen. Diese Resonanz hat eine besondere Bedeutung in der von unseren Gründern vorgeschlagenen Phase des Vorkontakts, in der dies das »Gegebene« oder das »Es der Situation« ist. So beschreibt Gianni Francesetti gewissermaßen den Übergang vom »phänomenalen Feld« zum »phänomenologischen Feld«. Wir beide lassen in uns »widerhallen«, was sich in der Begegnung abzuzeichnen beginnt, ohne es zu beurteilen, ohne ihm eine Bedeutung zu geben, indem wir auf unsere eigenen Wahrnehmungen und Empfindungen achten, die sich herausbilden (»phänomenales Feld«), bis wir in der Lage sind wahrzunehmen, was sie in uns bedeuten und darstellen (»phänomenologisches Feld«). Diese persönlichen Wahrnehmungen und Empfindungen haben ihren Ursprung in dem Feld, das wir gemeinsam mit dem Patienten ko-kreieren (Vorkontakt-Phase), wir identifizieren sie als Emotionen und Gefühle, die in uns auftauchen. In der Erklärung meines Modells würden wir vom Vorkontakt zum Kontakt übergehen; bei Gianni Francesetti wäre es der Übergang vom Phänomenalen zum Phänomenologischen, wodurch sich in beiden und durch den Dialog mit dem Patienten eine klare, starke und sinnvolle Figur herausbildet. Bei beiden Vorgehensweisen und mit Gianni Francesettis Worten ist »die Abwesenheit gegenwärtig geworden« – an der Kontaktgrenze, würde ich hinzufügen. Sie wird nicht mehr im Patienten »gehalten oder behütet«, sondern gehört nun zum ko-kreierten Feld, es ist die Phase des Nach-Kontakts, in der der »Genesungsmoment«, der »heilende« Moment geschieht. Es ist nicht der Therapeut, der kuriert oder heilt, es ist diese Einstimmung, dieses Miteinander-Teilen, es ist dieses »Unsere«, dieses »Wir«, das das »Wunder« bewirkt. In Wirklichkeit handelt es sich nicht um eine Begleitung, sondern um ein Teilen des Leidens. Gianni Francesetti verwendet für diese Phase poetische Worte: »In dem Moment, in dem die Therapeutin für die Abwesenheit gegenwärtig ist, ist sie nicht mehr abwesend, der Schmerz entfaltet sich, er nimmt neues Leben im Leib von beiden an, beide werden lebendiger. Das abgetötete Fleisch wird wiedergeboren.« (Kapitel 14). Am Ende, ich nenne es die Phase des Nachkontaktes, sind Therapeut und Patient wieder differenziert voneinander. Es findet die Ernte von Erfahrungen statt, und Patient und Therapeut sind sich dessen bewusst. In der Regel erkennt der Patient die Puzzleteile seines Leidens und ordnet sie nicht in seine Vergangenheit ein, sondern findet heraus, wie sie in sein gegenwärtiges Leben passen. Etwas hat sich verändert, etwas wird sich weiter verändern ... Sitzung für Sitzung. Mit Gianni Francesettis Worten: Diesen Erfahrungen Würde zu verleihen, ist nicht nur unsere Aufgabe in der

Psychopathologie, sondern auch ein therapeutischer Weg, der sich in der Therapie ständig wiederholen wird: die Erfahrungen anzuerkennen und zu würdigen, ihre irreduzible Komplexität anzuerkennen und ein Gedächtnis zu bewahren, das schließlich die Wahrnehmungs- und Gefühlssplitter integriert, die – oft explosionsartig – nach und nach auftauchen (Kapitel 9).

In dieser »leichten Einführung« drückt Gianni Francesetti komplexe Ideen mit großer Klarheit aus und zeigt uns den Anfang des Fadens eines verworrenen Knäuels, der im Allgemeinen nicht leicht zu entwirren ist. Er stellt uns an den Anfang eines Weges, den wir unbedingt weitergehen müssen, wenn wir qualifizierte Kliniker sein wollen. Dieses Buch ist meiner Meinung nach ein Ausgangspunkt, um jeden einzelnen der hier unterbreiteten Vorschläge zu vertiefen, zu entwickeln und zu erweitern. Es reicht nicht aus, es nur zu lesen, nicht einmal es nur zu studieren; es ist notwendig, jeden der Abschnitte wieder und wieder zu lesen, sie mit unserem Verständnis von Psychopathologie und unserer Theorie zu erweitern, sie mit unseren Herangehensweisen und Ideen zu vergleichen und ihnen unsere Form, unsere Assimilation und unsere Erfahrung zu geben. Das ist es, was mit mir geschehen ist, während ich seine Seiten übersetzt habe. Ich habe viel gelernt; zahlreiche neue Möglichkeiten haben sich mir eröffnet, und ich habe meine Art des Verständnisses und der Anwendung unseres Gestalt-Ansatzes in der klinischen Praxis mit den vom Autor vorgeschlagenen allgemeinen Formen der Psychopathologie verglichen.

Literatur

Frank, R. (2004): Body of Awareness. A Somatic and Developmental Approach to Psychotherapy. Cambridge: Gestalt Press

Frank, R. / La Barre, F. (2010): The first year and the rest of your life. Movement, Development and Psychotherapeutic Change. New York: Routledge

Mead, G. H. (1938): The Philosophy of the Act. Chicago: The University of Chicago Press 1972

Metzger, W. (1941): Psychologie. Die Entwicklung ihrer Grundannahmen seit der Einführung des Experiments. Darmstadt: Steinkopff 1975

Perls, F. S. / Hefferline, R. F. / Goodman, P. (1979/2002): Gestalttherapie. Grundlagen der Lebensfreude und Persönlichkeitsentfaltung. Stuttgart: Klett-Cotta

Spagnuolo Lobb, M. (2018): Aesthetic Relational Knowledge of the Field: A Revised Concept of Awareness in Gestalt Therapy and Contemporary Psychiatry. Gestalt Review 22, 1, 50–68

Vázquez Bandín, C. (2016): A Field Called Home, 123–140. In: Spagnuolo Lobb, M. /

Levi, N. / Williams, A. (Hg.): Gestalt Therapy with Children. From Epistemology to Clinical Practice. Siracusa: Istituto di Gestalt HCC Italy. Ital. Übersetzung 2019: Un campo chiamato casa, 127–141. In: Spagnuolo Lobb, M. / Levi, N. / Williams, A. (Hg.): La psicoterapia della Gestalt con i bambini. Dall'epistemologia alla pratica. Mailand: Franco Angeli

Lynne Jacobs

Ethisch fundierte Begegnung als gute Therapie

Angesichts der Tatsache, dass Gianni Francesettis Ausführungen mit einer Bemerkung über Musik enden, schreibe ich meinen Aufsatz mit meiner Lieblingsmusik im Hintergrund.

Gianni Francesettis Ausführungen in dieser Sammlung von Fragen und Antworten bieten eine klare Zusammenfassung der Kernideen, um die sich seine differenzierte klinische Theoriebildung und sein klinischer Ansatz drehen. Auf dieser Grundlage hat er uns mit Ideen zur Psychopathologie im Allgemeinen und, in anderen Artikeln und Büchern, zu spezifischen Themen und Leiden beschenkt, die das Leben von Menschen mit unterschiedlich ausgeprägten und schwierigen Anpassungen an die Umwelt beherrschen. Ich empfehle dem Leser, langsam und sorgfältig zu lesen, vielleicht mehr als einmal zu lesen, sich ihm hinzugeben, damit seine Ausführungen in ihrer ganzen Präsenz hervortreten können.

Gerade was die klinische Praxis betrifft, stellt Gilberto Di Petta in seiner Einleitung mit Nachdruck fest: Der entscheidende Punkt, der in diesem Buch dargelegt wird, ist die unbestreitbare Tatsache, dass der Therapeut Teil der Begegnung ist; *man selbst gehört zur Begegnung, und kein Modell kann einen vor der Begegnung retten, einem helfen, die Begegnung zu vermeiden, oder einen von der Begegnung befreien* (Kursivschrift von mir).

Ich werde noch einen weiteren Gedanken über die Idee der Abwesenheit und dann über die Person als soziales Wesen anführen, wozu ich auch eine klinische Vignette beisteuern werde.

Variationen der Abwesenheit

> »[Wir können] sagen, dass in einer phänomenologisch-gestalttherapeutischen Perspektive die Psychopathologie das Studium der Formen der Abwesenheit ist, und wie diese unaufhörlich in Richtung Anwesenheit streben.«

> »Psychopathologie wird zum Studium der Formen der Abwesenheit und Psychotherapie wird zur Kunst der Präsenz.«

Die Idee der Abwesenheit hat mich sehr bewegt. Ich habe eine Weile gebraucht, um ihre nuancierte, ergreifende Schönheit zu begreifen, da ich mich so sehr auf ihr polares Gegenteil, die Anwesenheit, konzentriert habe. Aber natürlich wusste ich in meinen eigenen Jahren als Patientin ganz genau, dass ich einen Therapeuten brauchte, der für mich präsent sein konnte. Ich wusste, dass mich das lebendig machen würde. Ich sehnte mich danach, aber mir fehlte die Sprache, um die Bedeutung meiner Sehnsucht zu erfassen. Heute kann ich leicht erkennen, dass »mich lebendig machen« bedeutete, meine Entdeckungen und Erfahrungen bei der Erweiterung meines eigenen Gespürs für das Gegenwärtig-Sein zu unterstützen. Es bedeutete, meinen Abwesenheiten zu erlauben zu atmen und zu mir und meinem Therapeuten zu sprechen. Dafür danke ich dir, Gianni!

Während man die Anzeichen von Abwesenheit am deutlichsten bei denjenigen sieht, die ein Trauma erleiden, gibt es für uns alle verschiedene Arten von Abwesenheit, sowohl individuell als auch kulturell. Was ich zu diesem Diskurs hinzufügen möchte, ist, dass meiner Erfahrung nach die begrenzte emotionale Bandbreite eines Menschen eine Abwesenheit ist, die auf andere Abwesenheiten hinweist. Ein Teil dessen, was die Fähigkeit ausmacht, für die eigene Erfahrung und die der anderen präsent zu sein, ist die Freiheit, das Risiko einzugehen, die größtmögliche Bandbreite und Intensität an geerdeten Emotionen zu erleben. Wenn man sich frei fühlt zu fühlen, dann kann man sich auf das einlassen, was das Leben einem bringt, man kann reagieren und initiieren, mit Vertrauen in die eigene Belastbarkeit.

Mein Vorbehalt hier ist, dass – wie Gianni Francesetti aufzeigt – extreme Emotionen manchmal eine Borderline-Erfahrung von brüchigen und aufgerissenen Grenzen sind. In diesem Fall brauchen unsere Patienten unsere Hilfe, um in einem langsamen, schrittweisen Prozess herauszufinden, welche emotionalen Momente sie »übersprungen« haben, so dass sie ihren Boden verloren haben. Bei einem solchen »Back-Tracking« finden wir möglicherweise eine andere Emotion, die für den Patienten noch beängstigender war als die extreme Emotion, in der er sich im Moment verloren hat. Wir können dann erforschen, was zwischen uns fehlt, was die andere Emotion in unserer Beziehung so unsicher macht.

Das ist es, was ich an der spezifischen emotionalen Spurensuche – von Moment zu Moment – und insbesondere an der emotionalen Feinabstimmung schätze. Wenn mein Patient und ich uns gemeinsam in einem emotionalen Prozess bewegen, tauchen in der Regel bestimmte Erinnerungen auf, und zwar in der Sicherheit unserer gegenseitigen Belastbarkeit. Wie Gianni Francesetti durch die Beschreibung seines eigenen Prozesses gezeigt hat, hat die Verflechtung seiner emotionalen Prozesse mit denen seiner Patienten (auch wenn er seine Erfahrungen nicht offengelegt hat) den nächsten Schritt im Dialog unterstützt. Der nächste Schritt des Dialogs und der darauffolgende Schritt usw. werden schließlich mehr und mehr die Landschaft des Patienten offenbaren, einschließlich derjenigen, die seine Vorsicht in Bezug auf emotionale Erfahrungen notwendig macht.

Was ich damit sagen will, ist, dass Abwesenheit leider auf anderer Abwesenheit aufbaut. Ich stimme zwar voll und ganz zu, dass die Anwesenheit des Therapeuten erforderlich ist, aber es ist ein Aufruf, vorsichtig und geduldig mit emotionalen Prozessen umzugehen, weil ihre Hemmung den Zusammenhalt bewahrt, selbst auf Kosten der Verringerung der eigenen Fähigkeit, vollständig zu leben und dem Therapeuten vollständig zu begegnen. Indem wir die Idee der Abwesenheit in den Blick nehmen, wird die überlebenswichtige Funktion einer eingeschränkten emotionalen Spannweite deutlicher sichtbar. Es unterstreicht die Tendenz der Abkehr vom Denken im Widerstandskonzept und bewegt sich stattdessen dahin, die sich erweiternde Grenze des Patienten zu unterstützen. Dies steht im Einklang mit einem Buch, das Erv und Miriam Polster vor vielen Jahren unter dem Titel »Therapie ohne Widerstand« geschrieben haben (Polster und Polster 2002). Sie interessierten sich für das, worauf die Menschen zuzugehen versuchten, und nicht für das, was sie vermeiden wollten. Die Vermeidung würde abebben, wenn ihre vorwärtsstrebende Lebensenergie, wie schwach sie auch sein mag, unterstützt werden könnte.

Ich denke auch, dass Gianni Francesettis Haltung und die Art und Weise, wie er sich von Moment zu Moment berühren lässt, im ethischen Sinne dialogisch ist: er versucht nicht, das Ergebnis zu kontrollieren, sondern erlaubt sich, gemeinsam mit seinem Patienten in die Dunkelheit einzutauchen. Ich glaube, dass die meisten Patienten etwas über Demütigung wissen und dass der Wunsch, ein Gefühl der Würde zu finden oder wiederherzustellen, ein Grund dafür ist, sich auf eine Therapie einzulassen. Die Bescheidenheit in Gianni Francesettis Vignetten und seine Einstellung in Bezug auf Abwesenheiten sowie seine beweglichen Gedanken zur Psychopathologie, sie alle sprechen für Würde.

Rassifizierte Körper in unserer Kultur

> »Ein großer Bereich der Psychopathologie betrifft persönlichkeitsbezogene Abwesenheiten, die vor allem von der Form abhängen, die die Gesellschaft den Erfahrungen der einzelnen Individuen gibt, und nicht so sehr von den schwierigen Erfahrungen in der individuellen Biographie des Einzelnen. Diese Persönlichkeitsformen sind ich-synton und in einem bestimmten sozialen Kontext so normal, dass sie als pathologische Formen unsichtbar sind. Es sind Abwesenheiten, die jeder mehr oder weniger hat und werden daher als normale Lebensformen betrachtet.«

Gianni Francesetti schreibt über den räuberischen Kapitalismus und wie er das Leiden, dem wir begegnen, prägt. Wir sind auch daran beteiligt, dieses Leid zu verursachen und aufrecht zu erhalten. Für diejenigen von uns, die in den USA leben, ist dies besonders gravierend. Es gibt noch eine andere soziale Situation, die in den USA und in Teilen Europas von großer Bedeutung ist. Es handelt sich um einen Zustand, der Teile unserer Bevölkerung auf unterschiedliche Weise betrifft. In den USA beziehe ich mich auf unsere Geschichte der Versklavung von Leibeigenen. In Europa ist es die Geschichte des »Sklavenhandels«. Ich werde mich mit der US-Kultur befassen, obwohl ich denke, dass die Europäer sich darin wiederfinden werden.

Auch wenn der Kapitalismus uns alle gefangen nimmt, ist er in den USA nicht überall präsent. Es ist nicht ungewöhnlich, dass man unter schwarzen Denkern, Lehrern und Schriftstellern Kritik am Kapitalismus findet. Schließlich ist der Kapitalismus so konzipiert, dass es Gewinner und Verlierer gibt, so dass Kapitalismus und struktureller Rassismus natürliche Partner sind. Diejenigen, die weiß (und wirtschaftlich »komfortabel«) sind, sind anfällig für das von Gianni Francesetti angesprochene Problem und auch für eine »weiße Blindheit«, die für unsere Psychologie grundlegend ist (ich bin selbst eine Weiße) und zu einer Art Egozentrik führt, die im Titel eines von zwei weißen Psychoanalytikern verfassten Artikels beschrieben wird: Weiß-Sein als pathologischer Narzissmus (Miller und Josephs 2009). Menschen, die unterdrückt werden, haben also eine kompliziertere, verwickelte Beziehung zum Kapitalismus, während wir alle, die wir in internetbasierten Gesellschaften leben, auf die von Hartmut Rosa (2013) beschriebene Weise »gehetzt« werden.

Was hat das mit Gianni Francesettis Ausführungen zur Abwesenheit zu tun? Es gibt eklatante Abwesenheiten in der weißen Psyche in den USA, und dies kann zu besonderen Problemen führen, wenn Menschen aus marginalisierten Gruppen eine Therapie suchen, wenn momentan die meisten Therapeuten weiß, heterosexuell und cis-gender sind und nicht viel über ihre soziale Position und deren Auswirkungen auf ihre Arbeit nachgedacht haben. Die Auswirkungen sind natürlich am eklatantesten, wenn man über Rassengrenzen hinweg arbeitet, aber die Abwesenheit zeigt sich auch in Weiß-Weiß-Dyaden, wenn niemand im Raum ist, der das Schweigen, das die Abwesenheit mit sich bringt, ausspricht. Generell kann man sagen, dass eine Person mit anderer Hautfarbe eine Demütigung riskiert, wenn sie mit einem weißen Therapeuten zusammenarbeitet, und hier bietet Gianni Francesettis nachdenklich-demütiger Ansatz ein Heilmittel für die unvermeidlichen Verletzungen.

Es gibt eine besonders komplizierte Problematik, wenn es um die Präsenz geht. In unseren nach Schichten und Rassen unterteilten Gesellschaften ist jeder von uns nicht nur in seiner Einzigartigkeit präsent, sondern auch als ein Repräsentant. Wir repräsentieren ebenso eine soziale Position. In unserer Arbeit denken wir oft in sehr individuellen Begriffen an uns selbst – wir haben eine persönliche, einzigartige Präsenz –, aber wir sind auch mehr als unser individuelles Selbst, wir sind Träger, ja sogar Vermittler der sozialen Schichten, die wir verinnerlicht haben. Ich berufe mich hier auf W.E.B Du Bois'[1] Beschreibung, dass er mit einem »doppelten Bewusstsein« leben muss. Du Bois beschreibt mit dem Begriff das »Gefühl, *sich selbst immer nur durch die Augen anderer wahrzunehmen, der eigenen Seele den Maßstab einer Welt anzulegen, die nur Spott oder Mitleid für einen übrig hat*« (Du Bois 2003, 35, zit. n. Humboldt Universität). Er ist sowohl der Mann, der er selbst zu sein weiß, als auch »das Problem«, das andere (Weiße) sehen. Zu seiner Präsenz gehört eine fein abgestimmte Sensibilität für seine Doppelexistenz. Meine Metapher dafür: ein unscharfes Bild, das durch Doppelbelichtung entsteht. Er ist gleichzeitig in sich und neben sich.

Diejenigen von uns, die in privilegierten Positionen leben, leben normalerweise nicht mit einem doppelten Bewusstsein, aber ich ermutige uns, dies zu tun. Dies eröffnet Ihnen und Ihren Patienten ein breiteres Spektrum an Möglichkeiten der Auseinandersetzung, eine Chance, die Palette der Annahmen und

---

1 Anm. d. Hg.: William Edward Burghardt Du Bois (1868–1963) war ein US-amerikanischer Soziologe, Historiker und Figur der USA-Bürgerrechtsbewegung (vgl. W.E.B. Du Bois 2021). Das Konzept des »double consciousness« entwickelt er 1903 in seinem Werk »Die Seele der Schwarzen« (engl. »The Souls of Black Folk«.

gewohnten sozialen Praktiken zu kritisieren, die unser Leben weitgehend außerhalb unserer Bewusstheit durchdringen.

Ich möchte eine Vignette aus der Erfahrung meiner Zusammenarbeit mit einer Person schildern, in der wir häufig über »Rassenfragen« sprechen.

Julia ist eine schwarze Fachkraft in einem MINT-(Mathematik, Informatik, Naturwissenschaft und Technik)-Bereich, die einige potenzielle Therapeuten, schwarze und weiße, interviewt hat. Sie entschied sich für mich, weil sie eine Affinität zu meinem Arbeitsstil verspürte, auch wenn das bedeutete, dass sie vorerst auf die Möglichkeit, mit einem schwarzen Therapeuten zu arbeiten, verzichten musste.
Sie betrat mein Arbeitszimmer, warf mir einen kurzen Blick zu, seufzte, begann zu erklären, dass sie nicht wisse, was sie sagen solle, unterbrach sich aber mit einem schnellen »Ok!«, als ob ihr gerade etwas eingefallen wäre. Sie sah aus, als sei sie bei etwas ertappt worden. Ich glaubte, einen Hauch von Verlegenheit zu erkennen. Sie sagte reumütig: »Ich wollte nicht mit Ihnen darüber sprechen.«
Ich fragte: »Ist mein Weiß-Sein hier ein Thema?«
»Nein. Nein, es ist alles einfach schrecklich. Und peinlich, sogar demütigend.«
Ich war nicht sicher, irgendetwas stimmte zwischen uns nicht, aber ich wartete ab.
Sie erzählte mir eine Geschichte, wie sie in der vergangenen Woche belästigt worden war. Auf einer Terrasse (in der Zeit »vor der Pandemie«) vor einem Café hatte ein weißer Mann Zigarettenasche nach ihr geworfen und sie auf übelste Weise rassistisch beschimpft, indem er ihr sagte, sie gehöre nicht dorthin. Er sagte es noch ein- oder zweimal, mit Schimpfwörtern und allem Drum und Dran, und ging dann weiter.
Meine unausgesprochene Reaktion war Wut, Entsetzen und eine Art quälende Traurigkeit. Ich holte tief Luft und stieß einen Seufzer aus.
Sie warf mir einen Blick zu, und ich nehme an, sie hatte meinen tiefen Seufzer gehört und meinen Gesichtsausdruck gesehen.
Also fragte ich sie noch einmal vorsichtig, ob es ihr peinlich sei, meinem weißen Blick so ausgesetzt zu sein, während sie die Geschichte erzählte. Wieder wischte sie es von sich, aber es fühlte sich für mich immer noch nicht ganz richtig an. Zwischen uns stimmte etwas nicht, wie ich es noch nie erlebt hatte. Ich wurde nervös, noch unruhiger.
Dann erzählte sie von zwei weißen Männern, die auf sie zukamen und sagten, sie seien wütend und es tue ihnen leid, dass sie nicht erkannt hätten, was ge-

schah, bevor es zu spät war. Und dann kamen zwei weiße Frauen fürsorglich auf sie zu.
Ich fragte sie, wie das für sie war (ich war erleichtert, dass diese Leute für sie da waren. Ich begann, mich ein wenig zu entspannen). Sie sagte zögernd, dass es, nun ja, irgendwie gut war, aber sie wünschte wirklich, die Frauen wären schwarz gewesen.
Ich fragte nach, und sie sagte im Wesentlichen (es war schwierig, die richtigen Worte zu finden, daher ist dies meine bestmögliche Übersetzung), dass schwarze Frauen kein Mitleid empfinden oder sie bedauern würden, sie würden mit ihrer Wut rüberkommen und etwas sagen wie: »Fuck him, girl!« Sie würde Solidarität empfinden, nicht den Unterschied.
DANN hatte ich es endlich kapiert! »Ich war eines der weißen Mädchen! Ich habe die Nummer des weißen Mädchens durchgezogen.«
Sie antwortete: »Ja, das ist richtig.«
Ich sagte: »Ja, ich war ganz traurig und bedauerte es, ich war nicht in Solidarität verbunden.«
In diesem Moment habe ich sie auf subtile Weise »anders« gemacht, und deshalb waren die Worte vielleicht schwer zu finden. Es war nur ganz fein, und ich war fürsorglich, aber mir kam die Frage, ob sie sich nicht mehr von mir erwarten darf. Sie versuchte, sich mit dem zu begnügen, was ich »angeboten« hatte, und wenn wir das nicht geklärt hätten, hätte es bei uns beiden einen schlechten Beigeschmack hinterlassen.

Eine weitere Vignette mit Julia:

Wir untersuchten gemeinsam eine Entscheidung, die sie wegen einer Einladung im Rahmen ihrer Arbeit treffen musste. Die Einladung bedeutete, eine weiße Frau als Chefin zu haben, die anscheinend irgendwie »Anspruch« auf Julia erheben wollte – möglicherweise, um sagen zu können, dass sie eine schwarze Freundin hat. Julia erforschte mutig, warum sie versucht war, das Angebot anzunehmen – es ging um viel Geld, und sie würde in der Nähe einiger hochrangiger weißer Leute sein. Als wir gemeinsam alle Vor- und Nachteile abwogen, kam sie zu der schmerzlichen Erkenntnis, dass die Annahme des Angebots sie tatsächlich VERLETZEN, ihr HERZ VERLETZEN und ihrer wachsenden Zuneigung, Stärke usw. für ihr Schwarz-Sein Schaden zufügen würde.
Diese Erkenntnis – und ihr Mut – ließ uns beide mit ergreifenden Tränen in den Augen sitzen, aber auch mit einem Gefühl des Stolzes über ihren Mut.
Ich weiß nicht genau, was in mir vorging. Aber als sich die Sitzung dem Ende zuneigte, sagte ich, dass ich, obwohl ich wusste, dass sie mich gewählt hatte,

weil sie meine Art zu arbeiten mochte, in diesem Moment auch wünschte, ich wäre schwarz, damit ich eine schwarze Therapeutin für sie sein könnte.
In der nächsten Woche kam sie mit einem ängstlichen Blick in den Augen zurück. Auch einem Hauch von Wut. Sie sagte, wir müssen reden: Was meinten Sie, als Sie sich wünschten, schwarz zu sein? Heißt das, Sie denken, Sie können nicht mit mir arbeiten?!?
Ich war überrumpelt. Ich sagte impulsiv: »Oh, nein, weit gefehlt! Ich meinte, dass ich in diesem Moment wollte, dass Sie die Solidarität der gemeinsamen schwarzen Selbstbestimmung spüren können. Das ist ein hart erkämpfter Gewinn. Ich muss Ihnen sagen, dass ich mich eher schuldig fühle, weil ich unsere Gespräche so oft in Richtung Rassismus lenke!«
Sie sagte (im Wesentlichen): »Nun, das ist es, was Sie für mich »sicher genug« macht, aber ich wurde ganz schön aus der Bahn geworfen.«

Ich komme nun auf einen Absatz zurück, den Gianni geschrieben hat.

> »Die Therapie hat also nicht nur den Effekt, den Patienten zu verändern, sondern das Gefüge der Welt, das Patient und Therapeut in sich tragen, zu verändern. Das Leiden des Patienten ist genau das: ein Stück verletzte Welt in sich zu tragen auf der Suche nach einem anderen Fleisch, das es existieren lässt, es wiederherstellen und verwandeln kann. Die Arbeit des Therapeuten ist genau das: das verwundete Fleisch zu werden, das in der Begegnung mit dem Patienten lebendig wird, und zuzulassen, dass transformative Prozesse in dieser Präsenz zum Fließen kommen. Veränderung geschieht, wenn das, was mit sich getragen wurde, zur Existenz kommen und sich transformieren kann.«

In unserer rassistisch zerrütteten Welt werde vielleicht gerade ich, der Therapeut, am meisten durch diejenigen meiner Patienten verändert und (allmählich) geheilt, die schwarz sind oder anderweitig unterdrückt werden und die es wagen, mich so gut es geht an ihrer Welt teilhaben zu lassen. Ich werde durch den Kontakt genährt, meine Welt wird dreidimensionaler.

Literatur

Du Bois, W. E. B. (2003): The Souls of Back Folk. Die Seelen der Schwarzen. Freiburg: Orange Press

Humboldt Universität/Friedrich Wilhelm-Universität: »Sonderbar, dieses Gefühl, sich selbst immer nur durch die Augen der anderen wahrzunehmen ...« – Der schwarze

Bürgerrechtler W. E. B Du Bois. Abgerufen von: https://www.dhm.de/archiv/ausstellungen/namibia/stadtspaziergang/pdf/2_du_bois.pdf, Zugriff am 01.09.2021

Melter, C. (o.J.): Politeknik Ausgabe 17. Analysen und Veränderungsstrategien gegenüber Rassismus und Kapitalismus – von W. E. B. Du Bois lernen. Abgerufen von http://politeknik.de/p8222/, Zugriff am 01.09.2021

Miller, A. E. / Josephs, L. (2009): Whiteness as Pathological Narcissism. Contemporary Psychoanalysis 45(1), 93–119

Polster, E. / Polster, M. (2002): Therapie ohne Widerstand – Gestalttherapie, 123–147. In: E. Polster / M. Polster: Das Herz der Gestalttherapie. Beiträge aus vier Jahrzehnten. Wuppertal: Hammer

Rosa, H. (2013): Beschleunigung und Entfremdung. Entwurf einer kritischen Theorie spätmoderner Zeitlichkeit. Berlin: Suhrkamp

W. E. B. Du Bois, abgerufen von https://de.wikipedia.org/wiki/W._E._B._Du_Bois, Zugriff am 01.09.2021

Dan Bloom[1]

Nachwort: Eine Coda – zum Innehalten, zum Nachdenken

Die Wissenschaft manipuliert die Dinge und gibt es auf, in ihnen zu verweilen … Es ist notwendig, dass das Denken der Wissenschaft – das Vermessungsdenken, das Denken über das Objekt im Allgemeinen – zurück in das »Da ist« gesetzt wird, das ihm vorausgeht, zurück an den Ort auf dem es steht, zurück auf den Boden der sinnlich wahrnehmbaren Welt und den Boden der bearbeiteten Welt, wie sie in unserem Leben und für unsere Körper existieren, nicht jener mögliche Körper, den wir legitimerweise als Informationsmaschine denken können, sondern dieser tatsächliche Körper, den ich meinen nenne, dieser Wächter, der still unter meinen Worten und meinen Taten steht.

Merleau-Ponty 2007, 351f

Betrachten Sie dieses Nachwort als das Äquivalent einer Coda in der Musik. Eine Coda ist keine Rekapitulation der vorangegangenen Themen einer musikalischen Komposition, sondern eine kurze musikalische Verlängerung oder ein Schwanz (aus dem Italienischen: coda). Dieses Nachwort als Coda beendet das Buch hoffentlich mit einer gewissen ästhetischen Anmut. In den phänomenologisch-epistemologischen Begriffen der Gestalttherapie ist dieses Nachwort vielleicht eine Version des Nachkontakts – ein offener Raum vor einem Neubeginn, offen, aber auch genährt durch den Reichtum dessen, was Di Petta in seiner Einleitung zu diesem Buch als *viaticum* bezeichnete, als Proviant für die Reise, die ihm folgte.

Dies folgt auf den Abschluss von Francesettis Reise. Dieses Nachwort als Coda, als Schwanz, ist ein Ort nach dem Ende der Reise und ein Ort für einen Anfang, um einen neuen Horizont oder ein neues Territorium auszuloten. Jeder Leser wird nach den Erkenntnissen dieses Buches seinen oder ihren neuen Anfang haben. Diese Coda stellt meine kurze Erweiterung einiger Themen aus Francesettis Buch dar – oder, falls keine Erweiterung, einige Nebenüberlegungen.

---

1 Gestalttherapeut, internationaler Ausbilder und Supervisor, ehemaliger Präsident des New Yorker Instituts für Gestalttherapie.

»Gestalttherapie. Grundlagen der Lebensfreude und Persönlichkeitsentfaltung« von Fritz Perls, Ralph Hefferline und Paul Goodman wurde 1951 veröffentlicht (Perls et al. 1979/2002). Es ist die erste Veröffentlichung der Gestalttherapie. Wie ein verblasstes, aber sichtbares Palimpsest ist ihr Modell immer noch auf dem Pergament eingraviert, auf dem Francesettis und viele unserer Gestalttherapie-Modelle geschrieben worden sind.

Der Theorieteil beginnt mit den Worten: »Erfahrung vollzieht sich an der Grenze zwischen dem Organismus und seiner Umwelt« (ebd., 21). Und weiter: »Die Therapie besteht also darin, die interne Struktur der gegenwärtigen Erfahrung zu analysieren … Es geht nicht so sehr darum, *was* erfahren, erinnert, getan, gesagt usw. wird, sondern … *wie* die Erinnerung ins Gedächtnis geholt wird, … usw. … Am wichtigsten ist dabei, *dass das Erreichen einer starken Gestalt selbst die Heilung ist, denn die Kontaktfigur ist nicht ein Anzeichen dafür, sondern selbst die kreative Integration der Erfahrung.«* (ebd., 28)

Von Anfang an bestimmten die Grundsätze der Gestalttherapie die Bedingungen für ein streng erfahrungsorientiertes, phänomenologisches Verfahren. Und auch im Sinne einer Psychotherapie beruhten ihre frühesten Behandlungskonzepte auf der Angemessenheit des Kontakts, der aufgrund der Erfahrung selbst beurteilt wurde. Das heißt, die Art der Kontaktnahme wird nicht von einem außenstehenden Beobachter nach extrinsischen Maßstäben beurteilt, sondern nach Maßstäben, die in der Erfahrung selbst und ihren eigenen Qualitäten liegen. Erfahrung und Kontaktnahme rechtfertigen sich selbst. Folglich stellte der früheste Ansatz der Gestalttherapie notwendigerweise die medizinischen und naturwissenschaftlichen Weltanschauungen in Frage, die historisch auf Kategorien, Vorschriften und Messungen beruhten. Im weiteren Sinne wurde damit der kartesianische Dualismus in vielen Dimensionen in Frage gestellt. Gestalttherapie war nicht die erste oder einzige Disziplin, die das kartesianische Paradigma in Frage stellte, und sie ist auch nicht die letzte. Die Gestalttherapie hat ihre eigene Version der Infragestellung des Kartesianismus, und zwar wie im Folgenden beschrieben.

Perls und Goodman verstanden den kartesianischen Dualismus als die unvermeidliche Folge des Lebens in einer Welt, in der unsere »schönen menschlichen Kräfte« chronisch durch eine Gesellschaft frustriert werden, die uns zwingt, unsere sexuellen und aggressiven Gefühle zu unterdrücken. Unsere Aufmerksamkeit wird zum Beispiel von den propriozeptiven Empfindungen des Begehrens abgelenkt, so dass unser Körper zu einer Sache wird, die nichts mit uns zu tun hat. Vor dem Hintergrund unseres desensibilisierten, aber doch hyperaufmerksamen Körpers bleibt das Unterdrückte in gewisser Weise bestehen, und die Umwelt wird als getrennt und »da draußen« erlebt. Die »Einheit von gewünscht – wahrgenommen« ist gespalten (ebd., 70). Wir sind wie in einer Zwickmühle gefangen. Unsere frustrierten Wünsche treten in den Hintergrund, während z. B. unser angespannter Körper zur Figur wird, da wir uns überdeutlich bewusst sind, dass wir Körper haben, die von dem, was gewünscht wurde, abgetrennt sind. Das heißt, das, was zunächst unterdrückt wurde, ist verdrängt worden, unbewusst und für eine einfache Reflexion nicht verfügbar. Unser Körper spielt eine große Rolle, und die Außenwelt scheint von uns abgespalten. Dualismen von Geist, Körper, Innen und Außen sind unvermeidlich. Glücklicherweise werden diese Dualismen durch den Integrationsprozess der Kontaktnahme aufgelöst. Je freier der Kontakt ist, und je klarer die Figur, desto mehr können die Spaltungen aufgelöst werden. Doch Perls und Goodman wussten, dass dies nur vorübergehend ist.

Diese Dualismen sind unvermeidlich, denn wie sie feststellen, »[leben] wir … in einem chronischen Notstand … und der größte Teil unserer Kräfte … [wird] unterdrückt oder abgetötet« und »die meisten Menschen [scheinen sich] davon überzeugen zu wollen, … dass die Situation erträglich oder sogar ganz zufriedenstellend ist. … Was sie [nämlich die Menschheit, Anm. d. Hg.] für die Realität hält, ist glücklicherweise keineswegs die Realität, sondern eine trostlose Illusion« (ebd., 54). Eine erträgliche, unangenehme Illusion ist besser als die Erfahrungen von Frustration und Gefahr.

Vielleicht war es unvermeidlich, dass unser postkartesianisches Erfahrungsmodell im Laufe der Zeit verwässert wurde. So gab es zum Beispiel eine Verschiebung von der strikten klinischen Orientierung an der Ästhetik des Kontakts hin zu einem klinischen Modell, in dem Patienten im Sinne eines diagnostischen Rasters verstanden werden. Der im Basismodell explizit dargestellte, im Feld auftauchende Selbstprozess, der sich in der Sequenz der Kontaktnahme zeigt (Perls et al. 1951, 214) wurde von einem monopersonalen Selbstmodell überholt, in dem die Kontaktaufnahme wie ein linearer Prozess interagierender kugelförmiger Sphären ist. Die Aufrechterhaltung der postkartesianischen Orientierung erfordert nicht nur die Fähigkeit, eine der Intuition und dem gesunden Menschenverstand zuwiderlaufende Sichtweise darauf, wie die Dinge sind, zu unterstützen, sondern auch die Fähigkeit, offen zu sein für eine unbeständige Welt, in der vertraute Koordinaten nicht verfügbar sind. Es erfordert ein starkes Gefühl für unsere Existenzialität, unsere grundlegende Zerbrechlichkeit, unsere prä-personale und zwischen-weltliche Gemeinsamkeit, die in der gefühlten, empfundenen und gewussten Ästhetik des Kontakts zum Vorschein kommt. Dies kommt in Francesettis Werk zum Ausdruck. Seine Arbeit ist ein Beispiel dafür, wie weit die Gestalttherapie über ihren ursprünglichen Rahmen hinausgewachsen ist und dabei nichts zurückgelassen hat. Er verbindet das diagnostische Denken mit einer phänomenologisch-gestalttherapeutischen klinischen Epistemologie. Oder besser gesagt, er setzt diese Polaritäten so ein, dass sich beide in der Erfahrung des klinischen Leidens begegnen, das aus dem phänomenalen-pathischen Feld hervorgeht. Dieser Ansatz erhärtet den Post-Kartesianismus der Gestalttherapie und führt sie über eine diskutable reduktionistische und organismuszentrierte Erklärung bei Perls und Goodman hinaus. Eine Phronesis, die auf klinischem Leiden basiert, beinhaltet die Öffnung in eine Welt, in der kartesianische Parameter von jeher schon nicht existieren. Ein Ansatz, der darauf beruht, das Leiden oder das Pathos des Feldes auf sich zu nehmen, ist postkartesianisch, ohne Frage, Erklärung, Rechtfertigung. Ich werde darauf zurückkommen.

Und was unseren klinischen Ansatz betrifft, so haben wir Gestalttherapeuten ohnehin und seit mehr als 70 Jahren eine Theorie und Praxis entwickelt, die sich mit dem klinischen Leiden von Menschen befasst, für die das Unbehagen am gewöhnlichen Leben das Ausmaß von Qualen annimmt. Und ob wir es wussten oder nicht, wir haben klinische Phänomenologie praktiziert (Bloom 2019). Es bedarf einer sanften Erinnerung, um wieder darauf zu achten und zur Stringenz einer erfahrungsorientierten Praxis zurückzukehren.

Doch es gibt noch eine andere Ebene, auf der die Anziehungskraft des Kartesianismus verständlich ist. Kierkegaard, Nietzsche und vor allem Heidegger haben dies verstanden. Heideggers Erörterung des unauthentischen »Daseins« [dt. im Original, Anm. d. Hg.] als Sturz in die alltägliche oder gewöhnliche Welt des »Man« (Heidegger 2018), eine kartesianische Welt, ist eine interessante Parallele zu der Darstellung von Perls und Goodman über unsere Reaktion auf Gefahr und Frustration. Heideggers »Gefahr« ist jedoch existenziell. Die Hinwendung zum Komfort des Alltäglichen lenkt uns ab von der Tatsache der klaffenden Nichtigkeit unserer menschlichen Situation als zum-Tode-seiende existenzielle Wesen, deren Existenz sich über einen Abgrund erstreckt, hin zur Gewissheit des Todes – der Unmöglichkeit jeglicher Möglichkeiten (Heidegger 2007). Diese existenzielle Situation ist eine konstitutive Grundlage für unser Leben. Existenzielle Verzweiflung bricht in unser tägliches Leben ein. Sinnkrisen fordern uns auf, darauf zu achten, wie wir uns selbst und die Welt um uns herum gestalten. Der Tod geliebter Menschen[2] erschüttert unser Gefühl von Heimat – und von dem, was wir sind. Die Liste ist endlos. Existenzielle Sorgen sind einer der Fäden, die sich durch das menschliche Leiden ziehen.

Francesettis Modell fordert uns auf, unser Engagement für unsere phänomenologischen Wurzeln zu erneuern, aus denen unsere klinische Weisheit erwächst. Und es ist noch viel mehr als das. Sein Modell fordert uns auf, eine existenzielle Perspektive einzunehmen. Es erfordert eine gewisse Zuversicht, um das menschliche Leiden zu betrachten, ohne sich davon zu entfernen. Wenn wir auf Abstand gehen, nehmen wir eine Zuschauerhaltung ein – und unterdrücken unser Gespür für die Ganzheit des relationalen Feldes. Wenn wir die Erfahrung eines anderen beobachten, öffnen wir einen Spalt in ein zwischenweltliches, jedoch unbewohntes Grenzland, in dem zwei Menschen *auf*einander zurückblicken. Aber wenn wir unseren Platz beibehalten, bekräftigen wir unser Mit-Sein *ohne* Distanz. Wir leiden-gemeinsam-mit. Wir leiden-gemeinsam-mit an den Besonderheiten des Lebens einer Person, und wir leiden-gemeinsam-mit in den existenziellen Aspekten des Zusammenseins mit einem Anderen. Wir sind offen für ein sozial-phänomenales-zwischenmenschliches und existenzielles Feld, in dem wir mitten unter anderen weilen.

Wenn wir einen phänomenologisch-existenziellen Ansatz wählen, anerkennen wir, dass wir dieselbe Luft atmen und von demselben Licht erhellt werden wie der Andere. Wir entdecken, dass wir bereits zur selben Welt gehören, da wir zusammen-mit unseren Patienten eine gemeinsam gelebte Erfahrung erleiden, die der Kontaktgrenze entspringt. Wir spüren dies am eigenen Leib. Die Gestalttherapie hat dies bereits mit dem Begriff »Gestalten« [dt. im Original, Anm. d. Hg.] bezeichnet, die Formen des Erfahrens sind. Und wieder sehen wir, dass unser Sehen, unser Sehen an sich, eins ist mit dem, was wir sehen, dass unser Erleben eins ist mit dem, was wir erleben, dass sie eine einzige Figur/Grund-Gestalt sind. Ein unerschütterlicher Ansatz bringt uns zurück zum Post-Kartesianismus unseres ursprünglichen Gestalttherapiemodells. Dieses ist nun verwurzelt in einem existenziellen Sinn für die Welt – die gefühlte, empfundene und gewusste Ästhetik des Kontakts. Diese Perspektive geht über die ursprüngliche, auf Gefahr und Frustration basierende Darstellung von Perls und Goodman hinaus und schließt diese ein. Während das ursprüngliche Modell noch in der Lage war, ein monopersonales, organismuszentriertes,

2 Die Bedeutung des Todes des Anderen – oder überhaupt des Anderen – stammt von späteren Philosophen.

individualistisches Modell und extrinsische diagnostische Kategorien zu rechtfertigen, ist dies unmöglich, wenn Therapeut und Patient an der auftauchenden Erfahrung des pathischen Feldes gemeinsam teilhaben. Dieses Feld trägt das Gewicht des klinischen Leidens, wo die Erfahrungen von Therapeut und Patient ein einziger Figur-Grund-Prozess sind.

Wie Francesetti deutlich macht, kommt in seinem Ansatz dem »Leiden« eine besondere Bedeutung zu. Es ist das Gewicht des *Pathos* – welches wir Menschen tragen und ertragen –, das uns bewegt. Francesetti befasst sich mit dem klinischen Leiden. Die klinische Haltung der im Feld auftauchenden *Phronesis* ist eine Unternehmung, die bedeutet, sich auf das Leiden einzulassen. Wir müssen dieses nicht suchen, als ob es hinter einem kartesianischen Raster vor uns verborgen wäre. Wir erleben es immer schon als Teil der Bürde des Menschseins. Wir brauchen nur hinzuschauen, um zu wissen, dass wir es schon gesehen haben, auf unser eigenes Fleisch zu achten, um zu spüren, dass wir es auch schon getragen haben, und die Luft zu spüren, die unsere Lungen füllt, um zu wissen, dass wir zur gleichen Atmosphäre, zur gleichen Welt gehören wie diejenigen, die in unsere klinische Praxis kommen. Mein existenzieller Grund ist *unser* existenzieller Grund, der bebt, wenn wir zusammen zittern. Während Francesetti seinen klinischen Ansatz manchmal in quasi-theologischen Begriffen als ein Angebot des Therapeuten beschreibt, sein Fleisch zur Verfügung zu stellen, lese ich Fleisch weitestgehend im Sinne von Merleau-Pontys säkularem »Fleisch«-Begriff (Merleau-Ponty 1994) der verkörperten, miteinander verwobenen, zwischenmenschlichen Welt. Das Fleisch unserer Welt ruft zu uns aus seiner Wunde heraus ebenso deutlich, wie wenn das Fleisch unseres physischen Körpers aufgeschlitzt wäre[3]

Dieser Ruf des Leidens ist ein Ruf nach unserer »Responsivität«, unserer Bereitschaft, unserer Resonanzfähigkeit, und auch nach unserer Erwiderung, unserer Antwort (Bloom, im Druck; Waldenfels 1997). Es ist ein Ruf aus dem Fleisch der Welt, unserem Fleisch, und dem Leiden des Anderen und des »Wir«, aus dem das »Ich« und alle »Ichs« hervorgehen. Ein Sehen ohne zu zögern und ein Spüren, das untrennbar mit dem Gespürten verbunden ist, sind ein ganzheitlicher Akt des Antwortens auf den Ruf des Leidens. Dies wird in einem radikal erfahrungsorientierten, phänomenologischen Ansatz deutlich.

---

3 Vielleicht verbindet sich hier der auf Gefahr und Frustration basierende Ansatz von Perls und Goodman mit dieser umfassenderen existenziell-phänomenologischen Perspektive. Schließlich gibt es nur eine Welt – aus Fleisch und Blut, Hoffnungen, Träumen, Bedeutung, Vergangenheit, Gegenwart und Zukunft.

Folglich sind sie Bestandteile der phänomenologisch-existenziellen Gestaltpsychopathologie, in der die psychotherapeutische *Dia-gnose* (das Wissen-durch) zur Therapie selbst wird. Das heißt, dass wir, wie es so gut beschrieben wurde, in der klinischen Ästhetik der Gestalttherapie die *Phronesis* oder die praktische Weisheit so einsetzen, dass wir mit unseren Patienten, für die in den Worten des englischen Dichters William Wordsworth (2021) »das Gewicht der Welt zu groß ist«, den Prozess des Leidens gemeinsam vollziehen.

Diese englische Übersetzung erscheint zu einem Zeitpunkt, der erwähnenswert ist. Francesetti macht deutlich, dass die kulturelle, soziale, historische, interpersonale und existenzielle Dimension mit der klinischen Situation verwoben ist. Und so muss der Beitrag dieses Buches im Lichte einer von Covid zerrissenen Welt betrachtet werden, von der wir uns in ungleichen Bruchstücken erholen, langsam, unsicher, wie Schläfer, die auf eine neue Welt schielen. Das Nachwort als Coda kann nur hermeneutisch verstanden werden – aus der Perspektive eines jeden von uns unter dem Gewicht des Leids, das wir gemeinsam tragen.

Literatur

Bloom, D. (2019): Gestalt Therapy and Phenomenology: The Intersection of parallel Lines. In: P. Brownell (Hg.): Handbook for Theory, Research, and Practice in Gestalt Therapy (2. Aufl.). Cambridge: Scholars Publishing, 183–202

Bloom, D. (in Druck): To hold the Hands that hold our Hands: Responsivity of Contacting. In: P. Cole (Hg.): Relational Heart of Gestalt Therapy. London: Routledge.

Heidegger, M. (2007): Was ist Metaphysik? (16. Aufl.). (Original 1929: Bonn: F. Cohen). Frankfurt a. M: Klostermann

Heidegger, M. (2018): Sein und Zeit. Gesamtausgabe Bd. 2 (2. Aufl.). (Original: 1927). Frankfurt a. M.: Klostermann

Merleau-Ponty, M. (1994): Das Sichtbare und das Unsichtbare; gefolgt von Arbeitsnotizen. Hg.: C. Lefort (frz. Original 1964). München: Fink

Merleau-Ponty, M. (2007): Eye and Mind, 351–378. In: The Merleau-Ponty Reader. T. Toadvine & L. Lawlor (Eds). Northwestern University Press. Deutsch (2003): Das Auge und der Geist (frz. Original 1964). Hamburg: Meiner

Perls, F. / Hefferline, R. F. / Goodman, P. (1951): Gestalt Therapy: Excitement and Growth in the human Personality. Julian Press New York. Deutsch (1979/2002): Gestalttherapie. Grundlagen der Lebensfreude und Persönlichkeitsentfaltung. Stuttgart: Klett-Cotta

Waldenfels, B. (1997): Studien zur Phänomenologie des Fremden. 1. Topographie des Fremden. Frankfurt a. M.: Suhrkamp

Wordsworth, W. (2021): The World Is Too Much With Us von William Wordsworth. Abgerufen von: https://www.poetryfoundation.org/poems/45564/the-world-is-too-much-with-us; Zugriff am 31.07.2021

Literatur

Alessandrini, M. / di Giannantonio, M. (2013): L'altro volto del mondo: la psicosi nascente secondo Klaus Conrad. Rivista sperimentale di freniatria CXXXVII, 3, 27–45; DOI: 10.3280/RSF2013-003003

Alloa, E. (2019): Maurice Merleau-Ponty II – Fleisch und Differenz. In: E. Alloa / T. Bedorf / C. Grüny / T. N. Klass (Hg): Leiblichkeit. Geschichte und Aktualität eines Konzepts, 37–51 (2. verb. und erw. Aufl.). Tübingen: Mohr Siebeck

Alvim Botelho, M. (2018): The Id of the situation. The common ground oft expierence. In: J.-M. Robine (Hg.): Self – a Polyphony of Contemporary Gestalt Therapists, 317–336. St. Romain la Virvée: L'exprimerie

Ash, M. G. (2004): La psicologia della Gestalt nella cultura tedesca dal 1890 al 1967. Mailand: FrancoAngeli

Bar-On, D. (1997): Furcht und Hoffnung. Von den Überlebenden zu den Enkeln – drei Generationen des Holocaust. Hamburg: EVA

Bauman, Z. (2008): Flüchtige Zeiten. Leben in der Ungewissheit. Hamburg: Hamburger Edition HIS

Baumgarten, A. G. (2009): Ästhetik. Zwei Bde. Hamburg: Meiner (Original 1750: Frankfurt/Oder: Aesthetica)

Bateson, G. (1987): Geist und Natur. Frankfurt a. M: Suhrkamp

Beck, R. L. (1987): The Genogram as a Process. American Journal of Family Therapy 15, 343–351

Benasayag, M. / Schmit, G. (2007): Die verweigerte Zukunft. Nicht die Kinder sind krank, sondern die Gesellschaft, die sie in Therapie schickt. München: Kunstmann

Benasayag, M. (2016): Cerveau augmenté, homme diminué. Paris: Èditions la découverte; ital. Übersetzung 2016: Cervello aumentato, uomo diminuito. Mailand: Feltrinelli

Blake, W. (1863): Auguries of Innocence. New York: Grossman Publishers

Blankenburg, W. (1971): Der Verlust der natürlichen Selbstverständlichkeit. Ein Beitrag zur Psychopathologie symptomarmer Schizophrenien. Stuttgart: Enke; Neuausgabe 2012: Berlin: Parodos

Bloom, D. (2005): A centennial celebration of Laura Perls: The aesthetic of commitment. British Gestalt Journal 14/2, 81–90; Abdruck u. d. T.: Laura Perls. The aesthetic of commitment. Vortrag gehalten auf der Tagung »An der Grenze leben«: Laura Perls zum 100. Geburtstag, 3.-5. Juni 2005, München. Gestalttherapie 2005, 19/2, 14–28

Bloom, D. J. (2006): »Tiger! Tiger! Hell entfacht« – Ästhetische Werte als klinische Werte in der Gestalttherapie, 77–93. In: M. Spagnuolo Lobb / N. Amendt-Lyon (Hg.): Die Kunst der Gestalttherapie. Eine schöpferische Wechselbeziehung. Wien: Springer

Bloom, D. (2018): The relational function of self. Self functioning in the most human plane, 65–84. In: J.-M. Robine (Hg.): Self – a Polyphony of Contemporary Gestalt Therapists. St. Romain la Virvée: L'exprimerie

Bloom, D. / O'Neill, B. (Hg.) (2014): The New York Institute for Gestalt Therapy in the 21st century. An Anthology of Published Writings since 2000. Peregian Beach: Ravenwood Press

Borgna, E. (2006): I conflitti del conoscere. Struttura del sapere ed esperienza della follia. Mailand: Feltrinelli

Borgna, E. (2011): La solitudine dell'anima. Mailand: Feltrinelli

Borgna, E. (2018): L'ascolto gentile. Turin: Einaudi

Borgna, E. (2019): La follia che è anche in noi. Turin: Einaudi

Boszormenyi-Nagy, I. / Spark, G. M. (1981): Unsichtbare Bindungen. Die Dynamik familiärer Systeme (11. Aufl 2020). Stuttgart: Klett-Cotta

Bottaccioli, F. (2014): Epigenetica e psiconeuroendocrinoimmunologia. Mailand: Edra

Bowen, M. (1978): Family Therapy in Clinical Practice. New York: Jason Aronson

Böhme, G. (2001): Aisthetik. Vorlesungen über Ästhetik als allgemeine Wahrnehmungslehre. München: Wilhelm Fink

Böhme, G. (2017): The Aesthetics of Atmospheres. New York: Routledge

Bromberg, P. M. (2007): Clinica del trauma e della dissociazione. Mailand: Raffaello Cortina Editore

Buber, M. (2020): Schriften über das dialogische Prinzip. Gütersloh: Gütersloher Verlagshaus

Callieri, B. (2001): Quando vince l'ombra. Rom: Città Nuova

Cancrini, L. (2006): L'oceano borderline. Racconti di viaggio. Mailand: Raffaello Cortina Editore

Carter, B. / McGoldrick, M. (1998): The Changing Family Life Cycle. Boston: Allyn & Bacon

Carter, B. / McGoldrick, M. (Hg.) (2003): The Expanded Life Cycle: Individual, Family and Social Perspectives. Boston: Allyn & Bacon

Cavaleri, P. A. (2010): La profondità della superficie. Mailand: FrancoAngeli

Chomsky, N. (1986): Knowledge of Language: Its Nature, Origin, and Use. New York: Praeger

Civita, A. (1999): Psicopatologia. Un'introduzione storica. Rom: Carocci

Conrad, K. (2011): Die beginnende Schizophrenie. Versuch einer Gestaltanalyse des Wahns, (2. Aufl.). Bonn: Psychiatrie Verlag (Original: 1958 Stuttgart: Thieme)

Cortelazzo, M. / Zolli, P. (1983): DELI. Dizionario etimologico della lingua italiana. Bologna: Zanichelli

Damasio, A. (2011): Selbst ist der Mensch. Körper, Geist und die Entstehung des menschlichen Bewusstseins. München: Siedler

Danieli, Y. (1993): The Diagnostic and Therapeutic Use of the Multigenerational Family Tree in Working with Survivors and Children of Survivors of the Nazi Holocaust, 889–898. In: J. P. Wilson/ R. Beverley (Hg.): International Handbook of Traumatic Stress Syndromes. New York: Plenum

Durt, C. / Fuchs, T. / Tewes C. (Hg.) (2017): Embodiment, Enaction, and Culture. Cambridge: The MIT Press

Eagle, M. N. (2011): From Classical to Contemporary Psychoanalysis: A Critique and Integration. New York: Routledge

Fachinelli, E. (1989): La mente estatica. Mailand: Adelphi

Fink, E. (1933): Die phänomenologische Philosophie Husserls in der gegenwärtigen Kritik. Kant-Studien 38 (1-2), 321–383; Ders. (1966): Die Phänomenologische Philosophie Edmund Husserls in der Gegenwärtigen Kritik. In: Studien zur Phänomenologie 1930–1939. Phaenomenologica (Collection Publiée Sous le Patronage des Centres d'Archives-Husserl), vol 21. Dordrecht: Springer. https://doi.org/10.1007/978-94-011-6422-1_2

Frances, A. (2013): Normal. Gegen die Inflation psychiatrischer Diagnosen. Köln: DuMont

Francesetti, G. (Hg.) (2009): Panic Attacks and Postmodernity Gestalt Therapy between Clinical and Social Perspectives. Mailand: FrancoAngeli

Francesetti, G. (2012): Pain and Beauty: From the Psychopathology to the Aesthetics of Contact. British Gestalt Journal, 21/2, 4–18. Abrufbar von: https://www.ipsig.it/wp-content/uploads/2020/03/Francesetti-Pain-and-Beauty.-from-Psychopathology-to-the-Aesthetics-of-Contact.pdf, Zugriff am 15.02.2021

Francesetti, G. (2015): From Individual Symptoms to Psychopathological Fields. Towards a Field Perspective on Clinical Human Suffering. British Gestalt Journal 24/1, 5–19

Francesetti, G. (2016): Transmission and Transformation of Psychopathological Fields Across Generations, 211–228. In: M. Spagnuolo Lobb / N. Levi / A. Williams (Hg.): Gestalt Therapy with Children. From Epistemology to Clinical Practice. Siracusa: Istituto di Gestalt HCC Italy

Francesetti, G. (2018): »You cry, I feel pain«. The emerging, co-created self as the foundation of anthropology, psychopathology and psychotherapy in Gestalt Therapy, 147–167. In: J.-M. Robine (Hg.): Self – a Polyphony of Contemporary Gestalt Therapists. St. Romain la Virvée: L'exprimerie

Francesetti, G. (2019a): A Clinical Exploration of Atmospheres. Towards a Field-based Clinical Practice, 35–68. In: G. Francesetti / T. Griffero (Hg.): Neither Inside nor Outside. Psychopathology and Atmospheres. Newcastle upon Tyne: Cambridge Scholars

Francesetti G. (2019b): The Field Perspective in Clinical Practice: Towards a Theory of Therapeutic Phronesis, 268–302. In: P. Brownell (Hg.): Handbook for Theory,

Research and Practice in Gestalt Therapy. Newcastle upon Tyne: Cambridge Scholars Publishing. Gekürzte Fassung dt. (2020): Die Feldperspektive in der klinischen Praxis: Auf dem Weg zu einer Theorie der therapeutischen Phronesis. Gestalttherapie 34/2, 41–66

Francesetti, G. (2020): Bearing the Unbearable. A Gestalt Therapy Perspective on Psychopathy (in Druck)

Francesetti, G. / Gecele, M. (2009): A Gestalt Therapy Perspective on Psychopathology and Diagnosis. British Gestalt Journal 18/2, 5–20

Francesetti, G. / Gecele, M. (2015): Absence is the Bridge between us. Gestalt Therapy Perspective on Depressive Experiences. Istituto di Gestalt HCC: Siracusa

Francesetti, G ./ Gecele, M. / Roubal, J. (Hg.) (2016): Gestalttherapie in der klinischen Praxis. Von der Psychopathologie zur Ästhetik des Kontakts. Gevelsberg: EHP

Francesetti, G. / Kerry-Reed, E. / Vázquez Bandín, C. (Hg.) (2019): Obsessive-Compulsive Experiences: A Gestalt Therapy Perspective. Madrid: Los Libros del CTP

Francesetti, G. / Roubal, J. (2020): Field Theory in Contemporary Gestalt Therapy. Part 1: Modulating the Therapist's Presence in Clinical Practice. Gestalt Review 2020, Vol 24/2, 113–136

Francesetti, G. / Spagnuolo Lobb, M. (2016): Jenseits der Säulen des Herakles. Psychotisches Erleben aus gestalttherapeutischer Perspektive, 385–417. In: G. Francesetti / M. Gecele / J. Roubal (Hg.): Gestalttherapie in der klinischen Praxis. Von der Psychopathologie zur Ästhetik des Kontakts. Gevelsberg: EHP

Freud, S. (1913/2013): Totem und Tabu. Einige Übereinstimmungen im Seelenleben der Wilden und der Neurotiker. Göttingen: V&R (Original 1913 Wien: Hugo Heller)

Fuchs, T. (2021): Das Gehirn – ein Beziehungsorgan. Eine phänomenologisch-ökologische Konzeption. (6. erw. u. aktualisierte Aufl.). Stuttgart: Kohlhammer

Galimberti (1979): Psichiatria e fenomenologia. Mailand: Feltrinelli

Gallese, V. (2006a): Intentional Attunement: A Neurophysiological Perspective on Social Cognition and Its Disruption in Autism. Experimental Brain Research 1079, 15–24

Gallese, V. (2006b): Mirror Neurons and Intentional Attunement: A Commentary on David Olds. Journal of the American Psychoanalytic Association 54, 46–57

Gallese, V. / Eagle, M. N. / Migone, P. (2007): Intentional Attunement: Mirror Neurons and the Neural Underpinnings of Interpersonal Relations. Journal of the American Psychoanalytic Association 55/ 1, 131–176

Gecele, M. (2016): Persönlichkeitsstörungen. Diagnostische und soziale Bemerkungen, 577–582. In: G. Francesetti / M. Gecele / J. Roubal (Hg.) (2016): Gestalttherapie in der klinischen Praxis. Von der Psychopathologie zur Ästhetik des Kontakts. Gevelsberg: EHP

Gecele, M. / Francesetti, G. (2020): L'esperienza borderline come adattamento creativo della contemporaneità. Una prospettiva gestaltica.

Greenberg, E. (2016): Borderline, Narcissistic and Schizoid Adaptations. The Pursuit of Love, Admiration and Safety. Scotts Valley: CreateSpace Independent Publishing Platform

Greenberg, E. (2021): Borderline und Narzissmus. Wie Menschen nach Liebe und Bewunderung streben. München: Kösel

Greenberg, J. R. / Mitchell, S. A. (1983): Object Relations in Psychoanalytic Theory. Cambridge: Cambridge University Press

Griesinger, W. (1861/2017): Die Pathologie und Therapie der psychischen Krankheiten. (Nachdruck des Originals 1861 Stuttgart: Krabbe) Norderstedt: Hansebooks

Griffero, T. (2010): Atmosferologia. Estetica degli spazi emozionali. Rom: Laterza

Griffero, T. (2016): Quasi-cose. La realtà dei sentimenti. Mailand: Bruno Mondadori

Grossmann, D. (2013): Caduto fuori dal tempo. Mailand: Mondadori

Herman, J. L. (2018): Die Narben der Gewalt. Traumatische Erfahrungen verstehen und überwinden. Paderborn: Junfermann

Hochberg, Z. / Feil, R. / Constancia, M. et al. (2011): Child Health, Developmental Plasticity, and Epigenetic Programming. Endocrine Reviews 32, 159-224; DOI10.1210/er.2009-0039

Hofer, M. (2014): The Emerging Synthesis of Development and Evolution. A New Biology for Psychoanalysis. Neuropsychoanalysis 16/1, 3–22

Hugdahl, K. (1995): Classical Conditioning and Implicit Learning: the Right Hemisphere Hypothesis; 235–267. In: R. J. Davidson / K. Hughdahl (Hg.): Brain Asymmetry. Cambridge: MIT Press

Husserl, E. (1913/2009): Ideen zu einer reinen Phänomenologie und phänomenologischen Philosophie. Hamburg: Felix Meiner 2009 (Original 1913 Halle: Max Niemeyer)

Jacobs, L. / Hycner, R. (Hg.) (2009): Relational Approaches in Gestalt Therapy. New York: Routledge, Taylor & Francis Group

Jacobs, T. (1986): On Countertransference Enactments. Journal of the American Psychoanalytical Association 34, 289–307

Janet, P. (2016): Trauma, coscienza, personalità. Scritti clinici. Mailand: Raffaello Cortina Editore

Jaspers, K. (1946/1973): Allgemeine Psychopathologie. Berlin: Springer (Original: 1913; 1946, 4. Aufl., völl. neu bearb.; 9. Aufl. 1973)

Kernberg, O. F. (1983): Borderline-Störungen und pathologischer Narzissmus (8. Aufl. 1995). Frankfurt a. M.: Suhrkamp

Kernberg, O. (1992): Schwere Persönlichkeitsstörungen. Theorie, Diagnose, Behandlungsstrategien (10. Aufl. 2019). Stuttgart: Klett-Cotta

Kirsch, I. (2009): The Emperor's New Drugs: Exploding the Antidepressant Myth. New York: Random House

Klaren, G. / Levi, N. / Vidakovic, I. (Hg.) (2013): Yes, We Care! Social, Political and Culturale Relationships as Therapy's Ground. A Gestalt Perspective. The Netherlands: EAGT

Laborit, H. (1979): L'inhibition de l'action. Biologie, physiologie, psychologie, sociologie. Paris: Masson

Limone, G. (2020): L'amore irrimediabile. Neapel: Turisa

Lingiardi, V. (2014): Prefazione all'edizione italiana. In: C. Mucci: Trauma e perdono. Una prospettiva psicoanalitica intergenerazionale. Mailand: Raffaello Cortina

Lingiardi, V. (2018): Diagnosi e destino. Turin: Einaudi

Lingiardi, V. / Amadei, G. / Caviglia, G. / De Bei, F. (Hg.) (2011): La svolta relazionale. Itinerari italiani. Mailand: Raffaello Cortina Editore

Liotti, G. (2005): Trauma e dissociazione alla luce della teoria dell'attaccamento. Infanzia e adolescenza 4, 3, 130–144

Liotti, G. / Farina, B. (2011): Sviluppi traumatici. Eziopatogenesi, clinica e terapia della dimensione dissociativa. Mailand: Raffaello Cortina Editore

Lisi, R. (2019): Isteria e Gestalt Therapy. Quando tutto è pertinente. Rom: Il Pozzo di Giacobbe

Lyons-Ruth, K. / Block, D. (1996): The Disturbed Caregiving System: Relations Among Childhood Trauma, Maternal Caregiving, and Infant Affect and Attachment. Infant Mental Health Journal 17, 257–75

Marion, J.-L. (2011): Das Erotische. Ein Phänomen. Sechs Meditationen. Freiburg: Karl Alber

Markowitsch, H. J. / Reinkemeier, A. / Kessler, J. / Koyuncu, A. / Heiss, W. D. (2000): Right Amygdala and Temperofrontal Activation During Autobiographical, but not Fictitious, Memory Retrieval. Behavioural Neurology 12, 181–190

Masterson, J. F. (2014): The Narcissistic and Borderline Disorders: an Integrated Developmental Approach. New York: Routledge

McGowan, P. O. / Meaney, M. J. / Szyf, M. (2008): Diet and the Epigenetic (Re)programming of Phenotypic Differences in Behavior. Brain Research 27, 1237, 12–24

Meares, R. (2012): A Dissociation Model of Borderline Personality Disorder. New York: W. W. Norton & Company

Melnick, J. (2003): Countertransference and the Gestalt Approach. British Gestalt Journal 12/1, 40–148

Melnick, J. (2016): Kommentar: Ein gestalttherapeutischer Ansatz bei der Behandlung von Depressionen von Gianni Francesetti und Jan Roubal, 446–448. In: G. Francesetti / M. Gecele / J. Roubal (Hg.): Gestalttherapie in der klinischen Praxis. Von der Psychopathologie zur Ästhetik des Kontakts. Gevelsberg: EHP

Melnick, J. / Nevis, E. C. (Hg.) (2009): Mending the World. Social Healing Interventions by Gestalt Practitioners Worldwide. Bloomington: Xlibris (2. Aufl. Santa Cruz: Gestaltpress)

Merleau-Ponty, M. (1966): Phänomenologie der Wahrnehmung (6. Aufl. 2011). München: de Gruyter

Metzger, W. (1941): Psychologie. Die Entwicklung ihrer Grundannahmen seit der Einführung des Experiments (5. Aufl. 1975). Darmstadt: Steinkopff

Monod, J. (1996): Zufall und Notwendigkeit. Philosophische Fragen der modernen Biologie. München: Piper

Morin, E. (2011): La sfida della complessità. Le Lettere, Firenze. (Original 1988: La complexité humaine. Paris: Flammarion)

Mucci, C. (2014): Trauma e perdono. Una prospettiva psicoanalitica intergenerazionale. Mailand: Raffaello Cortina Editore

Noë, A. (2010): Du bist nicht dein Gehirn. Eine radikale Philosophie des Bewusstseins. München: Piper

Norcross, J. C. (2011): Psychotherapy relationship that works: evidence-based responsiveness. Oxford: Oxford Univ Press

O'Neill, B. (2008): Relativistic Quantum Field Theory: Implications for Gestalt Therapy. Gestalt Review 12, 1, 7–23

Pagnini, M. (Hg.) (2010): Filosofia della medicina. Epistemologia, ontologia, etica, diritto. Rom: Carocci

Parlett, M. (2015): Future Sense. Five Explorations for an Awakening World. Leicester: Matador

Perls, F. (1947/1978): Das Ich, der Hunger und die Aggression. Die Anfänge der Gestalttherapie. Sinneswachheit, spontane persönliche Begegnung, Phantasie, Kontemplation (8. Aufl. 2012). Stuttgart: Klett-Cotta

Perls, F. S. / Hefferline, R. F. / Goodman, P. (1979/2002): Gestalttherapie. Grundlagen der Lebensfreude und Persönlichkeitsentfaltung. Stuttgart: Klett-Cotta

Perls, F. S. / Hefferline, R. F. / Goodman, P. (1979/2007): Gestalttherapie. Zur Praxis der Wiederbelebung des Selbst. Stuttgart: Klett-Cotta

Perls, L. (1989): Leben an der Grenze. Essays und Anmerkungen zur Gestalt-Therapie (2. Aufl. 1999). Hg. M. Sreckovic. Köln: EHP

Philippson, P. (2018): Selbstwerdung. Norderstedt: BoD

Porges, S. W. (2010): Die Polyvagal-Theorie: neurophysiologische Grundlagen der Therapie. Emotionen, Bindung, Kommunikation und ihre Entstehung. Paderborn: Junfermann

Putnam, F. W. (1992): Are Alter Personalities Fragments or Figments? Psychoanalytic Inquiry 12, 1, 95–111

Rank, O. (1907): Der Künstler. Ansätze zu einer Sexual Psychologie. Wien: Hugo Helle (2016 Graz: Edition Geheimes Wissen)

Rizzolatti, G. / Sinigaglia C. (2008): Empathie und Spiegelneurone. Die biologische Basis des Mitgefühls. Frankfurt a. M.: Suhrkamp

Robine, J.-M. (2004): Plis et Deplis du Self. Bordeaux: Institut Français de Gestalt-thérapie

Robine, J.-M. (2006): La psychothérapie comme esthétique. Bordeaux: L'Exprimerie

Robine, J.-M. (2008): Le fond du champ. En arrière-plan du concept. Cahiers de Gestalt-thérapie 22, 1, 197–210

Robine, J.-M. (2012): Le changement social commence à deux. Etudes pour la psychothérapie. St. Romain-la-Virvée: L'Exprimerie

Robine, J.-M. (2016): Scham, 245-254. In: G. Francesetti / M. Gecele / J. Roubal (Hg.): Gestalttherapie in der klinischen Praxis. Von der Psychopathologie zur Ästhetik des Kontakts. Gevelsberg: EHP

Robine, J.-M. (2016): Self. A Polyphony of Contemporary Gestalt Therapists. St. Romain-la-Virvée: L'Exprimerie

Rosa, H. (2013): Beschleunigung und Entfremdung. Entwurf einer kritischen Theorie spätmoderner Zeitlichkeit. Berlin: Suhrkamp

Roubal, J. (2007): Depression. A Gestalt Theoretical Perspective. British Gestalt Journal, 16, 1, 35–43

Roubal, J. (2019): Foreword, 7–20. In: G. Francesetti / E. Kerry-Reed / C. Vázquez Bandín (Hg.): Obsessive-Compulsive Experiences: A Gestalt Therapy Perspective. Madrid: Los Libros del CTP

Roubal J. / Francesetti, G. (2020): Field Theory in Contemporary Gestalt Therapy. Paradoxical Theory of Change Reconsidered. Gestalt Review, 24/2, 113–136

Salonia, G. (2001): Tempo e relazione. L'intenzionalità relazionale come orizzonte ermeneutico della psicoterapia della Gestalt, 65-85. In: M. Spagnuolo Lobb (Hg.): Psicoterapia della Gestalt. Ermeneutica e clinica. Mailand: FrancoAngeli

Salonia, G. (2004): Sulla felicità e dintorni. Tra corpo, tempo e parola. Ragusa: Argo Edizioni

Salonia, G. (2009): Social Changes and Psychological Disorders. Panick Attacks in Postmodernity, 46–63. In: G. Francesetti (Hg.): Panic Attacks and Postmodernity Gestalt Therapy between Clinical and Social Perspectives. Mailand: FrancoAngeli

Salonia, G. (2016): Sozialer Kontext und Psychotherapie, 185-195. In: G. Francesetti / M. Gecele / J. Roubal (Hg.): Gestalttherapie in der klinischen Praxis. Von der Psychopathologie zur Ästhetik des Kontakts. Gevelsberg: EHP

Salonia, G. (2019): Introduzione, 5–17. In: R. Lisi: Isteria e Gestalt Therapy. Quando tutto è pertinente. Rom: Il Pozzo di Giacobbe

Sartre, J.-P. (1950): Ist der Existentialismus ein Humanismus. Zürich: Europa (Original: 1946: L'existentialisme est un humanisme)

Schiffer, F. / Teicher, M. H. / Papanicolau, A. C (1995): Evoked Potential Evidence for Right Brain Activity During the Recall of Traumatic Memories. Journal of Neuropsychiatry and Clinical Neurosciences 7, 2, 169–75; DOI: 10.1176/jnp.7.2.169

Schmitz, H. (2009): Kurze Einführung in die Neue Phänomenologie. Freiburg: Karl Alber

Schneider, K. (1950): Klinische Psychopathologie (15. Aufl. 2007). Stuttgart: Thieme

Schore, A. N. (2010): Relational Trauma and the Developing Right Brain: The Neurobiology of Broken Attachment Bonds, 19–47. In: T. Baradon (Hg.): Relational Trauma in Infancy. London: Routledge

Schützenberger, A. A. (2001): Oh meine Ahnen. Wie das Leben unserer Vorfahren in uns wiederkehrt. Heidelberg: Carl-Auer

Spagnuolo Lobb, M. (Hg.) (2001): Psicoterapia della Gestalt. Ermeneutica e clinica. Mailand: FrancoAngeli

Spagnuolo Lobb, M. (2013): The now-for-next in psychotherapy. Gestalt Therapy Recounted in Post-Modern Society. Istituto di Gestalt HCC: Siracusa

Spagnuolo Lobb, M. (2016a): Borderline: Die Wunde der verletzten Grenze, 583–613. In: G. Francesetti / M. Gecele / J. Roubal (Hg.) Gestalttherapie in der klinischen Praxis. Von der Psychopathologie zur Ästhetik des Kontakts. Gevelsberg: EHP

Spagnuolo Lobb, M. (2016b): Grundlagen und Entwicklung der Gestalttherapie im Kontext der Gegenwart, 27–54. In: G. Francesetti / M. Gecele / J. Roubal (Hg.): Gestalttherapie in der klinischen Praxis. Von der Psychopathologie zur Ästhetik des Kontakts. Gevelsberg: EHP

Spagnuolo Lobb, M. (2016c): Self as contact, contact as self. A contribution to ground experience in Gestalt Therapy theory of self, 261–289. In: J.-M. Robine: Self. A Polyphony of Contemporary Gestalt Therapists. St. Romain-la-Virvée: L'Exprimerie

Spagnuolo Lobb, M. / Levi, N. / Williams, A. (Hg.) (2016): Gestalt Therapy with Children. From Epistemology to Clinical Practice. Siracusa: Istituto di Gestalt HCC Italy

Spector, T. (2012): Identically Different. Why You Can Change Your Genes. London: Weidenfeld & Nicoloson

Spitz, R. A. (1967): Vom Säugling zum Kleinkind. Naturgeschichte der Mutter-Kind-Beziehungen im ersten Lebensjahr (11. Aufl. 1996) Stuttgart: Klett-Cotta

Staemmler, F.-M. (2009): Aggression, Time, and Understanding: Contributions to the Evolution of Gestalt Therapy. Cambridge: Gestalt Press; s. in dt: Staemmler, F.-M./Staemmler, B. (2008) Das Ego, der Ärger und die Anhaftung – Zur Kritik der Perls'schen Aggressionstheorie und -methodik, 29–168. In: F.-M. Staemmler / R. Merten (2008): Therapie der Aggression. Perspektiven für Individuum und Gesellschaft. Bergisch Gladbach: EHP

Stanghellini, G. / Broome, M. / Raballo, A. / Fernandez, A.V. / Fusar-Poli, P. / Rosfort, R. (Hg.) (2019): The Oxford Handbook of Phenomenological Psychopathology. Oxford: Oxford University Press

Stern, D. et al. (The Boston Change Process Study Group) (2012): Veränderungsprozesse. Ein integratives Paradigma. Frankfurt a. M.: Brandes & Apsel

Stern, D. B. (2011): Partners in Thought: Working with Unformulated Experience, Dissociation, and Enactment. The American journal of psychoanalysis 71/271, 168–171

Stern, D. B. (2013a): Field Theory in Psychoanalysis. Part 1: Harry Stack Sullivan and Madeleine and Willy Baranger. Psychoanalytic Dialogues 23, 487–501; DOI: 10.1080/10481885.2013.832607

Stern, D. B. (2013b): Field Theory in Psychoanalysis. Part 2: Bionian Field Theory and Contemporary Interpersonal/relational Psychoanalysis. Psychoanalytic Dialogues 23, 630-645; DOI: 10.1080/10481885.2013.851548

Stern, D. B. (2015): Relational Freedom. Emergent properties of the interpersonal field. New York: Routledge

Stern, D. N. (1992): Die Lebenserfahrung des Säuglings (12. Aufl. 2020). Stuttgart: Klett-Cotta

Stolorow, R. D. (2007): Trauma and Human Existence: Autobiographical, Psychoanalytic and Philosophical Reflections. New York: Routledge

Straus, E. (1935): Vom Sinn der Sinne (2. Aufl. 1978 Reprint). Ein Beitrag zur Grundlegung der Psychologie. Berlin: Springer

Sullivan, H. S. (1953): The Interpersonal Theory of Psychiatry. New York: W. W. Norton & Co

Taylor, M. (2014): Trauma Therapy and Clinical Practice: Neuroscience, Gestalt and the Body. Maidenhead: Open University Press

Tellenbach, H. (1968): Geschmack und Atmosphäre. Medien menschlichen Elementarkontaktes. Salzburg: Otto Müller

Trüb, H. (1951/2015): Heilung aus der Begegnung. Überlegung zu einer dialogischen Psychotherapie. Geleitwort: Martin Buber. Zur 1. dt. Aufl.: A. Sborowitz. Hg., Einl.: M. Sreckovic: Selbst und Welt, oder: Bemerkungen zur Neuauflage. Bergisch Gladbach: EHP

Trüb, H. (2019): Welt und Selbst. Bausteine einer modernen Psychotherapie. Hg., Einl.: N. Weber. Nachwort: F.-M. Staemmler. Gevelsberg: EHP

Vaillant, G. E. (1992): Ego Mechanisms of Defense: A Guide for Clinicians and Researchers. Washington: American Psychiatric Press

Van der Kolk, B. (2015): Verkörperter Schrecken. Traumaspuren in Gehirn, Geist und Körper und wie man sie heilen kann. Lichtenau/Westfalen: Probst

Vázquez Bandín, C. (2008): Buscando las palabras para decir. Madrid: Ed. Sociedad de Cultura Valle-Inclán, Colección Los Libros del CTP

Vázquez Bandín, C. (2014): Sin tí no puedo ser yo. Pensando según la terapia Gestalt. Madrid: Asociación Cultural Los Libros del CTP

Waldenfels, B. (2006): Grundmotive einer Phänomenologie des Fremden Frankfurt a. M: Suhrkamp

Wampold, B. E. / Imel, Z. E. / Flückiger, C. (2018): Die Psychotherapie-Debatte. Was Psychotherapie wirksam macht. Bern: Hogrefe

Weil, S. (1952): Schwerkraft und Gnade. München: Kösel; 2021 Berlin: Matthes & Seitz

Weiss, J. (1993): How Psychotherapy Works: Process and Technique. New York: The Guilford Press

Wiesing, L. (2014): The Philosophy of Perception. Phenomenology and Image Theory. London: Bloomsbury

Yehuda, R. / Daskalakis, N.P. / Bierer, L.M. et al. (2015): Holocaust Exposure Induced Intergenerational Effects on FKBP5 Methylation. Biological Psychiatry Doi:10.1016/j.biopsych.2015.08.005

Yontef, G. (2001): Psychotherapy of schizoid process. Transactional Analysis Journal 31, 1, 7–23

Zahavi, D. (2017): Thin, Thinner, Thinnest: Defining the Minimal Self. 193-200. In: C. Durt / T. Fuchs / C. Tewes (Hg.): Embodiment, Enaction, and Culture. Cambridge: The MIT Press; DOI:10.7551/mitpress/9780262035552.003.0010

Zimbardo, P.G. (2008): Der Luzifer-Effekt. Die Macht der Umstände und die Psychologie des Bösen. Heidelberg: Spektrum. Akademischer Verl.; Nachdruck: 2017 Berlin: Springer

Žižek, S. (2004): Willkommen in der Wüste des Realen (2., durchges. Aufl. 2014). Wien: Passagen

IGW-Publikationen in der EHP

Die Reihe leistet einen Beitrag zum fachlichen Diskurs unter Gestalttherapeut*innen und Kolleg*innen anderer Therapieansätze. Verantwortlich für die Reihe zeichneten bis 2015 Peter Schulthess, Zürich, und Heide Anger, seit 2016 Colette Jansen Estermann und seit 2020 Ursula Grillmeier (IG Wien) und Georg Pernter (GestaltAkademie Südtirol).

Nina Gegenfurtner, Regine Fresser-Kuby (Hg.): EMOTIONEN IM FOKUS

Heide Anger, Peter Schulthess (Hg.): GESTALT-TRAUMATHERAPIE

Peter Schulthess, Heide Anger (Hg.): GESTALT UND POLITIK

Georg Pernter: SPIRITUALITÄT ALS LEBENSKUNST

Heide Anger, Thomas Schön (Hg.): GESTALTTHERAPIE MIT KINDERN UND JUGENDLICHEN

Colette Jansen Estermann: TRAUMA UND INTERKULTURELLE GESTALTTHERAPIE

Phil Joyce, Charlotte Sills: GESTALTTHERAPEUTISCHE KOMPETENZEN FÜR DIE PRAXIS

Werner Gill, Sabine Engelmann (Hg.): COACHING-PERSPEKTIVEN

Ursula Grillmeier, Georg Pernter (Hg.): SPIEGELUNG DES HIER-UND-JETZT.

Gianni Francesetti, Michela Gecele, Jan Roubal (Hrsg.)

GESTALTTHERAPIE IN DER KLINISCHEN PRAXIS

Von der Psychopathologie zur Ästhetik des Kontakts

Hg. DVG (Deutsche Vereinigung für Gestalttherapie), ÖVG (Österreichische Vereinigung für Gestalttherapie), EAGT (European Association for Gestalt Therapy)
Vorwort Leslie Greenberg. Vorworte zur korr., erg. dt. Ausgabe: Veronica Klingemann, Beatrix Wimmer, Lotte Hartmann-Kottek
733 Seiten, Abb., Tab. · Hardcover · ISBN 978-3-89797-085-4

Gestalttherapie ist das Psychotherapieverfahren mit den weltweit höchsten Effektstärken. Das Handbuch kann dafür sorgen, dass ihr zum Nutzen der Patienten, der kassenärztlichen Versorgung und der gesundheitspolitischen Situation die Bedeutung zukommt, die ihr zusteht. Das Handbuch ist ein Novum. Er vereinigt Spezialisten unterschiedlicher Generationen aus mehr als 20 Ländern, die den aktuellen Stand der internationalen Forschung repräsentieren und zahlreiche bisher bestehende Desiderate der Gestalttherapie-Theorie füllen. Grundlegende theoretische Prinzipien für die klinische Praxis, besondere Sichtweisen, Therapie in bestimmten Lebenssituationen und klinische Anwendungen bei spezifischen Leidensformen werden in 33 Artikeln dargestellt, jeweils durch den Kommentar einer anderen Autor*in ergänzt. Das Handbuch formuliert eine gestalttherapeutische Sicht auf das Verständnis von Psychopathologie als ko-kreiertes Feldphänomen, das an der Kontaktgrenze entsteht und das im Kontaktprozess verwandelt werden kann.

Die deutsche Version ist speziell auf die gesundheitspolitische Situation, die Forschung und die Literatur im deutschsprachigen Raum bearbeitet, korrigiert und aktualisierend ergänzt worden.

*»Für Gestalttherapeut*nnen der ersten Generation vermutlich ein Schock: die Anwendung der Gestalttherapie bei schweren Störungen und Diagnosen wie Borderline oder Narzissmus. Anhänger*innen eines medizinischen Modells werden es schwierig finden, dass die Psychopathologie an der Kontaktgrenze entsteht, sowie eine prozessorientierte Diagnose. Revolutionäre Ideen, die dabei helfen können, der Gestalttherapie eine Stimme im allgemeinen Dialog zu schwereren Störungen verleihen.«*
(Leslie Greenberg im Vorwort zur englischen Ausgabe)

Friedhelm Matthies

LEIB- UND SITUATIONSORIENTIERTE GESTALTTHERAPIE UND PSYCHOPATHOLOGIE AUF GRUNDLAGE DER NEUEN PHÄNOMENOLOGIE

312 Seiten, 45 Abb. · ISBN 978-3-89797-128-8

»Gestalttherapie ist ein phänomenologischer Ansatz« (Fritz Perls). Was zum Allgemeinwissen der Gestalttherapie gehört, wird hier ernst genommen. Die Ungenauigkeiten im fragilen Theoriegebäude der Gestalttherapie werden vom Autor aus den Erfahrungen langjähriger therapeutischer Praxis, der Tätigkeit als Ausbilder und als Vermittler gestalttherapeutischer Theorie mit Kategorien der modernen Neuen Phänomenologie geschlossen.

»Die schwer verdaulichen Texte von Hermann Schmitz werden verständlich auf die Gestalttherapie bezogen. Ein wichtiges Buch für alle an der Theorie der Gestalttherapie Interessierte!«
(Olaf Zielke, Deutsche Vereinigung für Gestalttherapie)

»... eine erfreuliche Ergänzung und Bereicherung des bisherigen Fundus' gestalttherapeutischer Ideen und Vorgehensweisen.«
(Dr. Frank-M. Staemmler, Zentrum für Gestalttherapie Würzburg)

»Ein anregender Beitrag zur Weiterentwicklung der Gestalttherapie ... Leibliche Kommunikation, Atmosphären, Eindrücke, affektives Betroffensein, die Unterscheidung von Körper und Leib sowie die zwischen absolutem und relativem Kontakt bekommen für die gestalttherapeutische Praxis Bedeutung.«
(Prof. Dr. Lotte Hartmann-Kottek, Deutscher Dachverband Gestalttherapie für approbierte Psychotherapeuten e.V.)

»Die Neue Phänomenologie erweist sich in der Grundlagendiskussion wie in der Praxis der Gestalttherapie als Chance für einen Neubeginn.«
(Dr. Werner Müller-Pelzer, FH Dortmund / Forschungsstelle ›Interkulturalität und europäische Studien‹)

Hans Trüb – Pionier der dialogisch orientierten Psychotherapie

HEILUNG AUS DER BEGEGNUNG

Überlegung zu einer dialogischen Psychotherapie

Geleitwort: Martin Buber · Vorwort zur ersten dt. Auflage: Ariё Sborowitz
Hg. / Einleitung: Milan Sreckovic: ›Selbst und Welt‹
251 Seiten · ISBN 978-3-89797-091-5

WELT UND SELBST

Bausteine einer modernen Psychotherapie

Hg. / Einleitung: Nadir Weber
Nachwort: Frank-M. Staemmler
196 Seiten, Fotos · Hardcover · ISBN 978-3-89797-117-2

»Welch ein Glücksfall! Es ist ein aufschlussreiches und ein berührendes Buch, das Milan Sreckovic hier in die Welt gebracht hat.«
(Mona Siegel, Zeitschrift für Salutogenese und anthropologische Medizin)

»Ohne Maurice Friedmans Übersetzung der Schriften Trübs ins Amerikanische hätte es keine dialogische Psychotherapie geben können.«
(Richard Hycner)

»Die Zukunft der Psychotherapie gehört einem dialogischen Beziehungsverständnis, einer dialogischen Praxis und einem dialogischen Verständnis des Selbst, wie Hans Trüb es bereits so leidenschaftlich propagierte.«
(Frank-M. Staemmler)